Guido Bentlage

KommunikationsSkills

Guido Bentlage

KommunikationsSkills

Erfolgreiche Gesprächsführung
in der tierärztlichen Praxis

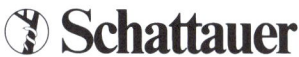

Guido Bentlage
VetBerater GmbH
In der Barlage 23, 49078 Osnabrück
bentlage@vetberater.de   www.vetberater.de

Ihre Meinung zu diesem Werk ist uns wichtig!
Wir freuen uns auf Ihr Feedback unter
www.schattauer.de/feedback oder direkt über QR-Code.

Bibliografische Information der Deutschen Nationalbibliothek
Die Deutsche Nationalbibliothek verzeichnet diese Publikation in der Deutschen Nationalbibliografie; detaillierte bibliografische Daten sind im Internet über http://dnb.d-nb.de abrufbar.

Besonderer Hinweis:
Die Medizin unterliegt einem fortwährenden Entwicklungsprozess, sodass alle Angaben, insbesondere zu diagnostischen und therapeutischen Verfahren, immer nur dem Wissensstand zum Zeitpunkt der Drucklegung des Buches entsprechen können. Hinsichtlich der angegebenen Empfehlungen zur Therapie und der Auswahl sowie Dosierung von Medikamenten wurde die größtmögliche Sorgfalt beachtet. Gleichwohl werden die Benutzer aufgefordert, die Beipackzettel und Fachinformationen der Hersteller zur Kontrolle heranzuziehen und im Zweifelsfall einen Spezialisten zu konsultieren. Fragliche Unstimmigkeiten sollten bitte im allgemeinen Interesse dem Verlag mitgeteilt werden. Der Benutzer selbst bleibt verantwortlich für jede diagnostische oder therapeutische Applikation, Medikation und Dosierung.
In diesem Buch sind eingetragene Warenzeichen (geschützte Warennamen) nicht besonders kenntlich gemacht. Es kann also aus dem Fehlen eines entsprechenden Hinweises nicht geschlossen werden, dass es sich um einen freien Warennamen handelt. Das Werk mit allen seinen Teilen ist urheberrechtlich geschützt. Jede Verwertung außerhalb der Bestimmungen des Urheberrechtsgesetzes ist ohne schriftliche Zustimmung des Verlages unzulässig und strafbar. Kein Teil des Werkes darf in irgendeiner Form ohne schriftliche Genehmigung des Verlages reproduziert werden.

© 2016 by Schattauer GmbH, Hölderlinstraße 3, 70174 Stuttgart, Germany
E-Mail: info@schattauer.de
Internet: www.schattauer.de
Printed in Germany

Lektorat: Katharina Sporns, Berlin; Michael Lenkeit, Stuttgart
Projektleitung: Dr. med. vet. Sandra Schmidt
Umschlagabbildung: Veterinary and kid © nyul – Fotolia.com; Tierärztin erklärt Röntgenbild © foto ARts – Fotolia.com; Doctor on phone © WavebreakmediaMicro – Fotolia.com
Abbildungen Kap. 7.1: © ComicVector – Fotolia.com; © jan stopka – Fotolia.com
Satz: Fotosatz H. Buck, Zweikirchener Str. 7, 84036 Kumhausen
Druck und Einband: AZ Druck und Datentechnik GmbH, 87437 Kempten/Allgäu

Auch als E-Book erhältlich: ISBN 978-3-7945-6912-0

ISBN 978-3-7945-3139-4

Vorwort

Warum ein Buch über Kommunikation, das ausschließlich für Tierärzte gedacht ist?

Sie kommunizieren ganz selbstverständlich mit ihren Kunden, Mitarbeitern, Kollegen oder mit ihren Vorgesetzten. Diese Kommunikation findet ihre Basis hauptsächlich in einem „Learning by Doing", als dass sie Teil der tierärztlichen Ausbildung war. Eine Frage, die sich dabei stellt ist, ob Sie diese unterschiedlichen Kommunikationssituationen immer als gelungen betrachten würden? Verläuft jede Kommunikationssituation so, wie Sie es sich wünschen? Falls das so sein sollte, werden sie dieses Buch nicht brauchen können.

Sollte es jedoch anders sein, so dass es zum Beispiel Situationen im Praxisalltag gibt, zu denen Sie Anregungen gebrauchen könnten, oder sich in der Vergangenheit einzelne Situationen ergeben haben, die sie angestrengt oder vielleicht sogar überfordert haben, dann könnte dieses vorliegende Buch interessant für Sie sein. Denn die meisten Kommunikationssituationen lassen sich durch einfache Tipps und Kniffe verbessern. Darüber hinaus gibt es viele Situationen des tierärztlichen Alltags, die mehr oder weniger unreflektiert, ganz natürlich von statten gehen, ohne dass sie in irgendeiner Form als nicht gelungen oder verbesserungswürdig wahrgenommen würden. Gerade auch diese Gesprächssituationen bieten mehr Möglichkeiten zur konkreten Verbesserung, als von den meisten Tierärzten angenommen wird.

Man kann davon ausgehen, dass die tierärztliche Kommunikation für den Praxiserfolg mindestens genauso wichtig ist, wie die eigentliche medizinische Kernkompetenz. Es ist also davon auszugehen, dass es innerhalb der Kundenkommunikation ebenso viele Möglichkeiten gibt einen „Kunstfehler" zu begehen, wie im rein medizinischen Bereich. Es existieren viele Fallstricke oder sogenannte Kommunikationsfallen zwischen Tierarzt und Tierbesitzer. Im Rahmen dieses Buches möchte ich diese beschreiben, hinterfragen und Lösungsansätze anbieten. Seit vielen Jahren begleite ich Tierärzte in ihrer täglichen Arbeit, bis ins Behandlungszimmer hinein. Mir kommt dabei die Aufgabe des stillen Beobachters zu, indem ich sowohl die Behandlung und die dazugehörige Kommunikation zwischen Tierarzt und Halter beobachte, als auch viele teaminterne Kommunikationssituationen, die der tierärztliche Alltag so bietet.

Ziel ist es, diese Situationen im Rahmen eines Feedbacks zu beurteilen und damit zu verbessern. Dabei begegnen mir immer wieder ähnliche Situationen, immer wiederkehrende Kundentypologien und damit verbundene Aufgabenstellungen für den Tierarzt.

Vor diesem Hintergrund ist irgendwann der Gedanke zu einem festen Willen geworden, diese Erfahrungen, geordnet in einem Buch zusammenzufassen.

Dieses Buch soll in erster Linie eine praktische Anleitung mit vielen konkreten Beispielen für den tierärztlichen Alltag sein.

Darüber hinaus soll es aber auch über die Psychologie der Kommunikation zu einem tieferen Verständnis der Ursachen und Zusammenhänge der tierärztlichen Kommunikation und den damit verbundenen Herausforderungen führen. Es handelt sich also im weitesten Sinne um eine „Anatomie der tierärztlichen Kommunikation", die aus den alltäglichen Erfahrungen, sowohl in verschiedenen Kleintierpraxen und Kliniken, als auch in den verschiedenen Varianten der praktischen Arbeit von Pferdetierärzten heraus entstanden ist.

Es wird in diesem Buch überwiegend vom Tierarzt in der Männlichkeitsform gesprochen. Selbstverständlich sind aber die Gesamtheit der Tierärzte und vor allem die große Mehrzahl der Tierärztinnen gemeint. Die Verwendung dient lediglich der Vereinfachung.

Desweiteren wurden auch aus Gründen der Vereinfachung nicht in jedem Fall zwischen Tierärzten die Kleintiere oder Pferde betreuen unterschieden. Darüber hinaus wurde davon ausgegangen, dass die allermeisten Kommunikationssituationen auf beide Fachrichtungen übertragbar sind.

Wiederholungen sind aus verschiedenen Gründen bewusst gesetzt und dienen in erster Linie der Betonung der Wichtigkeit dieses dadurch hervorgehobenen Aspekts.

Ich wünsche den Leserinnen und Lesern viel Spass und Erkenntnis beim Lesen, den ein oder anderen Aha-Effekt und viel Erfolg bei der Umsetzung der vielen Anregungen!

Zum Schluss möchte ich mich bei allen bedanken, die mich bei der Entstehung dieses Buches unterstützt haben. Das waren vor allem der Schattauer Verlag und Frau Dr. Sandra Schmidt, ohne die dieses Buch nicht möglich geworden wäre, und natürlich auch besonders meine Frau.

Osnabrück, im Oktober 2015 **Guido Bentlage**

Inhalt

Einleitung 1

1 Wie kommunizieren wir? 3
1.1 Das Eisbergmodell 4
1.2 Nonverbale Kommunikation 6
1.3 Einstellung und Haltung 9
1.4 Vier Seiten einer Botschaft 14
1.5 Erwartungen 18
1.5.1 Was möchte der Tierhalter? 19
1.5.2 Erwartungen des Gesetzgebers zur Dienstleistungserbringung 22
1.5.3 Was macht einen »guten« Tierarzt aus? 23

2 Kommunikationsfallen 25
2.1 Selbstverständlichkeit 26
2.1.1 Routine contra Ausnahmezustand 26
2.1.2 »Das ist doch kein Notfall!« 26
2.1.3 »Fachchinesisch« 29
2.1.4 Betriebsblindheit 30
2.2 Pauschalisierung 30
2.3 Das Bild vom Anderen 32
2.4 Zeitmanagement 35
2.5 Klassiker und Killerphrasen in der Kommunikation 36

3	Grundlagen der erfolgreichen Kundenkommunikation	41
3.1	Empathie	41
3.2	Authentizität	42
3.3	Das aktive Zuhören	44
3.4	Situationsgerechte Kommunikation: Jeder Besitzer ist anders	47
3.5	Paraphrasieren	49
3.6	Wiederholungen	50
3.7	Bei-sich-Bleiben	51
3.8	Akzeptanz	52
3.9	Klarheit	54
3.10	Der eigene Standpunkt	58
3.11	Fragetechniken	58
3.12	Positiv formulieren	60
3.13	Kongruenz	62
3.14	Lösungen anbieten	63
3.15	Besondere Kommunikationssituationen	64
3.15.1	Beschwerden und Konflikte mit Tierhaltern	64
3.15.2	Notfälle	69
3.15.3	Das chronisch kranke Tier	71
3.15.4	Tiereuthanasie	73
3.16	Verbesserung der Compliance durch gelungene Kommunikation	80

4 Nonverbale Kommunikation – die »Kundenreise« 83

5 Im Behandlungsraum – Umgang mit Tier und Mensch 91

5.1 Fallführung und Behandlungsaufbau 92
5.1.1 Begrüßung und Anamnese 92
5.1.2 Die Untersuchung 97
5.1.3 Die Aufklärung 99
5.1.4 Aufklärung als Verkauf von tierärztlichen Leistungen 101
5.1.5 Kostenaufklärung 103
5.1.6 Der eigene Standpunkt in der Aufklärung 106
5.1.7 Rhetorik 111
5.1.8 Der Umgang mit Ablehnung 114
5.1.9 Durchführung von Diagnostik und Therapie 117
5.1.10 Wann ist der Fall zu Ende? – Rückrufe 118

6 Kundentypen 121

6.1 Der »schwierige« Kunde 121
6.2 Der Preishopper 123
6.3 Dr. Google 124
6.4 Kinder im Behandlungszimmer 125
6.5 Ältere Menschen 126
6.6 Der Vielredner 127
6.7 Der Ängstliche 129
6.8 Das erste Tier 130
6.9 Kunden, die nicht zahlen können 130

7 Führung ... 133

7.1 Gewaltfreie Kommunikation oder warum mitarbeiterorientierte Führung so wichtig ist ... 134

7.2 Der richtige Stil und Fallen in der Führung ... 135
7.2.1 Einstellungen und falsche Vorbilder ... 135
7.2.2 Empathie ... 137
7.2.3 Du-Sätze und andere Killerphrasen ... 138
7.2.4 Das Teufelskreismodell in der Führung ... 139
7.2.5 Bei-sich-Bleiben ... 140
7.2.6 Vertrauen und Berechenbarkeit ... 140
7.2.7 Generationenfalle ... 141
7.2.8 Von sich auf andere schließen ... 142
7.2.9 Klarheit ... 143
7.2.10 Rückhalt ... 143
7.2.11 Erwartungen formulieren ... 143

7.3 Führungssituationen ... 146
7.3.1 Vorbildfunktion ... 146
7.3.2 Verhältnismäßigkeit ... 147
7.3.3 Nachfragen ... 147
7.3.4 Feedback ... 147
7.3.5 Lob ... 147
7.3.6 Kritik ... 148
7.3.7 Ausbildung ... 150
7.3.8 Führen von Kollegen ... 152
7.3.9 Der Umgang mit Konflikten ... 154

8 Besprechungen – gemeinsamer Erfolg durch Dialog ... 163

8.1 Teambesprechungen ... 163

8.2 Tierärztebesprechung ... 166

8.3 Frühbesprechung ... 167

8.4	**Mitarbeitergespräche**	167
8.4.1	Mögliche Inhalte von Mitarbeitergesprächen	168
8.4.2	Vorbereitung der Rahmenbedingungen des Mitarbeitergesprächs	169
8.4.3	Mögliche Fragen im Vorfeld eines Mitarbeitergesprächs	169
8.4.4	Ort und Zeitpunkt	170
8.4.5	Thema und Inhalt	170
8.4.6	Das richtige Ziel	170
8.4.7	Die richtige Haltung	171
8.4.8	Voraussetzungen zur erfolgreichen Durchführung eines Mitarbeitergesprächs	172
8.4.9	Zielvereinbarungen	173
9	**Kommunikation am Telefon**	175
9.1	**Notfalltelefon**	177

Fazit 181

Literatur 183

Sachverzeichnis 185

Einleitung

In der Praxis zeigen sich immer wieder typische Situationen, die gerade auch junge Tierärzte vor so manche, scheinbar unüberwindbare Hürde stellen – zum Beispiel die Euthanasie, der »bestens« durch »Dr. Google« informierte Halter oder die aufgebrachten Besitzer, die mit irgendetwas nicht zufrieden sind und sich beschweren.

Darüberhinaus scheint auch insbesondere das Thema »Geld« oft eine große Hürde darzustellen, wie das gesamte Thema »Aufklärung und Abrechnung« und eben alles was damit zusammenhängt. Auch die vermeintliche Forderung, sich überhaupt für die eigenen Leistungen angemessen bezahlen zu lassen, kann sogar manchen erfahrenen Praktiker vor große Schwierigkeiten stellen.

Aber was ist wirklich angemessen? Was darf oder sollte man wirklich für am Tier erbrachte Leistungen berechnen dürfen? Diese Fragen führen unweigerlich zur grundsätzlichen Betrachtung des gesamten Berufes als Tierarzt und den damit eng verbundenen unterbewußten Einstellungen. Das Thema »Einstellung« ist daher auch eines der Kernthemen, das sich wie ein roter Faden durch das gesamte Buch ziehen wird. Die persönliche Einstellung ist es letztendlich, die die gesamte Kommunikation mit dem Besitzer entscheidend beeinflusst, oftmals unterbewußt.

Alle Aspekte der Kommunikation mit den Tierhaltern können entscheidend für den Gesamterfolg der Praxis sein: entscheidend im Hinblick auf die Erwartungen der Besitzer sowie entscheidend für die daraus resultierende Bindung bzw. Compliance und damit auch für den medizinischen Erfolg. All diese Aspekte wiederrum bilden die Basis für den wirtschaftlichen Erfolg einer tierärztlichen Tätigkeit, sei es in einer Fahrpraxis, Kleintierpraxis oder in einer größeren Klinik. Die Qualität der Kommunikation kann sozusagen den Grundstein für den gesamten Praxiserfolg legen. Damit kommt ihr eine Wichtigkeit zu, die nicht unterschätzt werden sollte.

Die wichtigsten Aspekte der tierärztlichen Kommunikation werden in den folgenden Kapiteln Schritt für Schritt und aufeinander aufbauend erklärt und erläutert – von der Theorie zur Praxis, inklusive sehr konkreter Beispielsätze, die helfen, die vielen teils problematischen Situationen im Alltag leichter zu gestalten. Aber es ist eben auch der Anspruch dieses Buches, dabei zu helfen, diese grundlegenden, letztlich falschen, oder zumindest in vielen Bereichen hinderlichen Einstellungen aufzulösen oder sie zumindest kenntlich und damit bewusst zu machen. Dabei helfen Merksätze, Tabellen, Schaubilder und Aufgaben, die persönlich anhand der eigenen Situation abgearbeitet werden können, um den eigenen Alltag besser zu reflektieren.

Es sei noch angemerkt, dass in diesem Buch auf die doppelte Geschlechterbezeichnung weitgehend verzichetet wurde. Wenn also von »dem Tierarzt« die

Rede ist, dann sind damit natürlich sowohl Tierärztinnen als auch Tierärzte gemeint.

1 Wie kommunizieren wir?

Kommunikation findet immer statt, wenn Menschen miteinander sprechen – also jeden Tag. Für den Tierarzt bedeutet das: im Stall, im Behandlungszimmer, an der Anmeldung oder untereinander im Team wird kommuniziert. Frei nach dem Duden lautet die Definition:

> **Definition**
> Kommunikation (lat. *communicatio* = Mitteilung) ist der Austausch oder die Übertragung von Informationen zwischen zwei oder mehreren Personen.

Information ist in diesem Zusammenhang eine zusammenfassende Bezeichnung für Wissen, Erkenntnis oder Erfahrung. Mit *Austausch* ist ein gegenseitiges Geben und Nehmen gemeint. *Übertragung* ist die Beschreibung dafür, dass dabei Distanzen überwunden werden, oder meint die Vorstellung, dass Gedanken, Vorstellungen, Meinungen und anderes ein Individuum »verlassen« und in ein anderes »hineingelangen«.

Kommunikation ist all das, was geschieht, wenn Menschen miteinander in unterschiedlichen Formen in Kontakt treten oder sich austauschen. Dabei muss nicht zwingend gesprochen werden. Kommunikation ist mehr als das reine miteinander »Reden«. Es gibt immer einen Sender einer Nachricht, Information oder Botschaft und einen Empfänger (Abb. 1-1). Dies geschieht in einem wechselseitigen Verhältnis, in dem Sender und Empfänger jeweils die Rollen tauschen. Darüber hinaus treten während der Kommunikation andauernde Rückkopplungseffekte auf. Sender und Empfänger beeinflussen sich fortwährend gegenseitig und das auf unterschiedlichen Ebenen. Denn das gesprochene Wort (verbale Ebene) wird immer begleitet von zahlreichen Signalen (nonverbale Ebene), die teils bewusst und teils unbewusst gesendet und wahrgenommen werden. Und sogar wenn man schweigt, kommuniziert man.

Tagtäglich macht man die Erfahrung, dass Kommunikation recht kompliziert sein kann. Dabei erscheint Kommunikation so alltäglich und selbstverständlich. Doch in verschiedenen Situationen wird das Reden kompliziert, z. B. wenn mit Kunden über die Kosten diskutiert werden muss oder der Mitarbeiter die Anweisung missverstanden hat. In den folgenden Kapiteln sollen diese Zusammenhänge erklärt werden, um den tierärztlichen Alltag leichter und vor allem erfolgreicher zu gestalten.

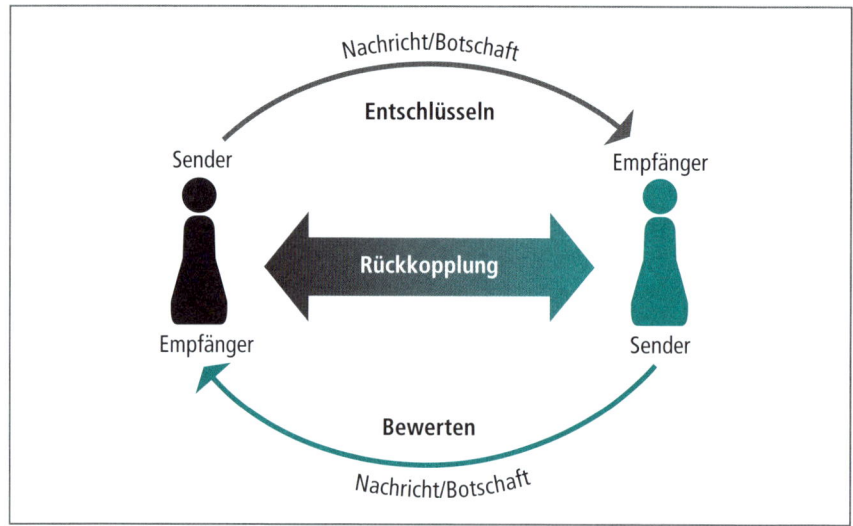

Abb. 1-1 Sender-Empfänger-Kreislaufmodell

1.1 Das Eisbergmodell

Das Eisbergmodell ist eines der Bilder, welches am häufigsten im Zusammenhang mit Kommunikation verwendet wird (Abb. 1-2). Es erklärt sehr anschaulich, wie unsere menschliche Psychologie im weitesten Sinne funktioniert. Das Eisbergmodell geht davon aus, dass der meiste Einfluss auf unser Verhalten und damit auch auf unsere Kommunikation, nämlich 80 %, unbewusst abläuft. Lediglich 20 % unseres Bewusstseins werden in diesem Modell dem ganz bewussten Handeln zugeschrieben. Damit zeigt dieses Modell letztlich, dass unser Handeln und unsere Kommunikation sich einer direkten Kontrolle entziehen. Wenn man genau hinschaut, lässt sich diese These auch im Alltag nachvollziehen. Besonders Stresssituationen offenbaren ganz intensiv, wie mit fortlaufender Zunahme des Stresses die eigenen Kontrollmöglichkeiten geringer werden. Dies ist vor allem in kommunikativen Stresssituation der Fall.

Vieles von dem, was wir sind, glauben, mögen oder nicht mögen, liegt tief in unserem Unterbewusstsein verborgen und entzieht sich damit auch unserem exakten Wissen und direkten Einfluss.
- Warum mögen wir genau diesen Tierbesitzer nicht?
- Warum haben wir uns genau diesen Partner ausgesucht?
- Warum entscheidet man, wie man entscheidet?

Es lassen sich viele derartige Fragen stellen, ohne dass sie sich wirklich rational beantworten lassen. Das Eisbergmodell lässt sich auf unser gesamtes Gefühlsle-

1.1 Das Eisbergmodell

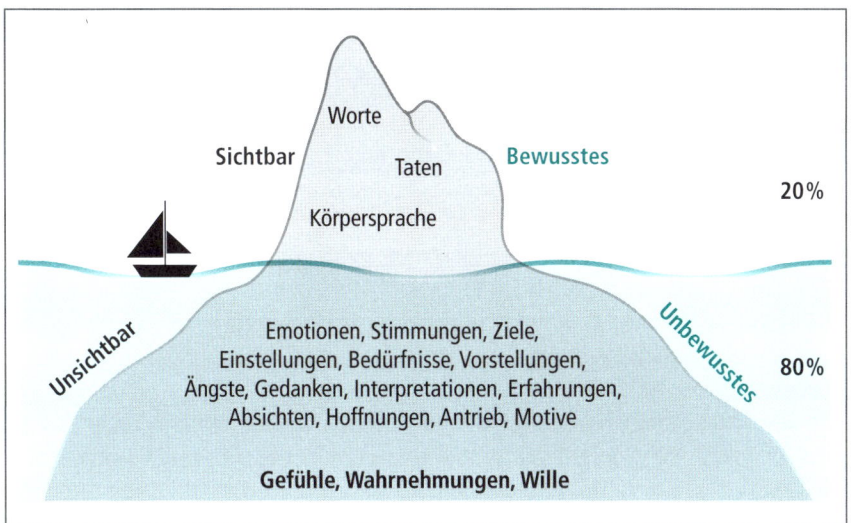

Abb. 1-2 Eisbergmodell

ben übertragen. In den dargestellten 80 % unseres Unterbewussten finden sich Intuition, Bauchgefühl und ähnliche Attribute.

Das gleiche gilt für die Kunden jeder Tierarztpraxis oder -klinik. Vielleicht lässt sich damit schon so manche unbefriedigende Situation in Ihrem Alltag als Tierarzt erklären. Denn es gibt nicht viele Situationen im Leben, die Menschen in eine derartig emotionale Grenzsituation bringen können, wie der Besuch beim Tierarzt.

Das Eisbergmodell ermöglicht es, das eigene sowie auch das Verhalten der Patientenbesitzer zu erklären. Mithilfe dieses Modells können Sie sich immer wieder bewusst machen, dass die Tierhalter in vielen Fällen sehr emotional, in Notfällen sogar hochemotional, in die Praxen kommen. Der Grund, warum sie eine Tierarztpraxis oder -klinik aufsuchen, ist immer das geliebte Haustier. Und selbst wenn es sich nur um vermeintliche Routinebehandlungen wie eine Impfung handelt, kann dies doch bei vielen Tierhaltern großen Stress auslösen, der nicht gleich erkennbar ist. Es ist notwendig, sich empathisch auf die beschriebenen psychologisch-menschlichen Mechanismen zu besinnen, um die Tierhalter und ihre Bedürfnisse zu verstehen und – was viel wichtiger ist – ernst zu nehmen.

Auf Basis des Eisbergmodells lässt sich im Alltag folgender Grundsatz nachvollziehen: Kommunikation erzeugt Gefühle. Diese Aussage stellt eine wichtige Grundlage dar und sollte das tägliche Handeln in der Praxis beeinflussen.

 Kommunikation erzeugt Gefühle.

1.2 Nonverbale Kommunikation

Wir kommunizieren auf verschiedenen Ebenen. Eine der Kommunikationsebenen ist die sogenannte verbale Ebene, die auch Informations- oder Sachebene genannt wird. Hier geht es um die Inhalte der Kommunikation, das Wort, gesprochen oder niedergeschrieben. Aber wie wir wissen, bringt das tatsächlich gesprochene Wort nur einen Teil dessen zum Ausdruck, was wir tatsächlich sagen wollen oder aber, was noch viel wichtiger ist, auch tatsächlich zum Ausdruck bringen. Es wird in der Kommunikationspsychologie immer wieder davon ausgegangen, dass diese Ebene nur 7–10 % der tatsächlichen Kommunikation ausmacht.

Albert Mehrabian hat in den 60iger Jahren mehrere Studien dazu durchgeführt. Die 7-38-55-Regel geht auf ihn zurück (Abb. 1-3). Interessant ist die Tatsache, dass sich beim Telefonieren die gesamte Kommunikation lediglich auf Stimme und Wortwahl und damit die nonverbalen Aspekte der Sprache reduziert (Kap. 9).

Zur nonverbalen Ebene gehören vor allem Mimik, Gestik und Rhetorik, also Lautstärke, Betonung oder Tonfall der Worte. Im erweiterten Sinne stehen z. B. auch der Kleidungsstil oder die Gestaltung der Praxis im Fokus. Gerade auf der nonverbalen Ebene gilt der Grundsatz von Paul Watzlawick, dass wir nicht nicht kommunizieren können. Allein ein Blutfleck auf der sonst sauberen Praxiskleidung kann mehr als tausend Worte sagen. Darüber hinaus gibt es noch eine tiefere Ebene der nonverbalen Kommunikation. Bei dieser Ebene geht es um die eigenen Gefühle und Launen, aber vor allem um die eigene Einstellung

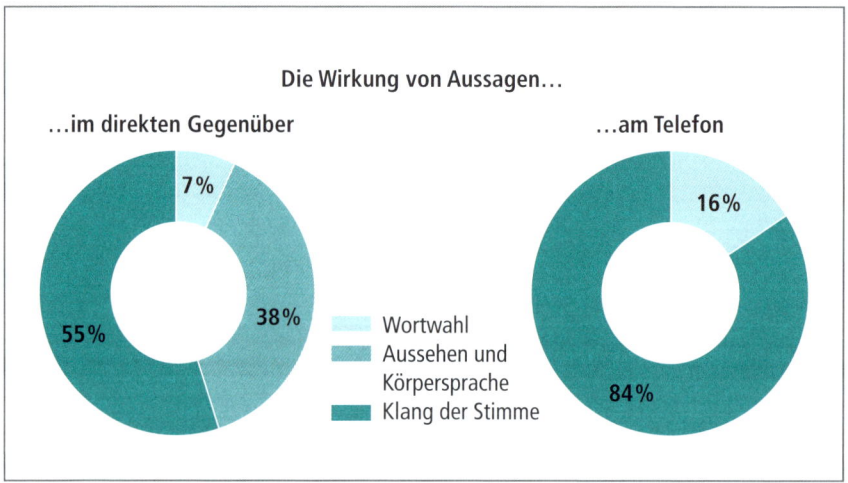

Abb. 1-3 7–38–55 Regel (nach Mehrabian 1967)

1.2 Nonverbale Kommunikation

und innere Haltung. Die individuelle Einstellung ist grundsätzlich oder situativ bedingt und beeinflusst sowohl die verbale als auch die nonverbale Ebene enorm.

Die jeweilige Laune, ob privat oder beruflich bedingt, beeinflusst auf der nonverbalen Ebene vor allem Mimik und Ton unserer Stimme. Menschen, die uns gut kennen, brauchen am Telefon lediglich Sekunden, um unsere Stimmungslage zu beurteilen. Aber auch die Tierbesitzer können unsere Stimmung erkennen. Die jeweilige Einstellung nimmt mitunter sogar Einfluss auf die verbale Ebene, wenn Worte oder Formulierungen benutzt werden, die so nicht gesagt werden sollten (Kap. 1.3).

Schließlich gibt es noch Aspekte, die wir der eigentlichen »Kommunikation« nicht zurechnen würden, die aber dennoch einen wichtigen Einfluss auf den Eindruck einer Tierarztpraxis »nach außen« haben. In Bezug auf die Kommunikation mit dem Tierhalter gilt der Grundsatz: **ALLES ist Kommunikation**. Auch die Praxis in ihrer Gestaltung und Bauweise erzählt dem Tierbesitzer eine Geschichte. Sauberkeit und Geruch vermitteln dem Tierbesitzer beispielsweise unbewusst etwas über die Praxis. Wenn man dann davon ausgeht, dass Kommunikation Gefühle erzeugt, dann ist das Zusammenspiel aus dem Tonfall der Anmeldekraft, der Gesamtanmutung der Praxis, dem Auftreten des Tierarztes und vielen weiteren Aspekten von elementarer Bedeutung. Auf Grundlage all dieser verschiedenartigen Eindrücke kann eine (langfristige) Entscheidung für oder gegen eine Praxis getroffen werden.

- Trägt das gesamte Team Praxiskleidung mit Namensschildern?
- Wird der Wartebereich mehrmals am Tag gereinigt?
- Wird das Kunden-WC mehrmals am Tag gesäubert?
- Wird das Behandlungszimmer nach jeder Tierbehandlung gesäubert?
- Macht der gesamte Ablauf in der Praxis einen organisierten und strukturierten Eindruck?

Derartige Fragen sollten Sie sich im Alltag immer wieder stellen, um den vielen verschiedenen Aspekten der nonverbalen Kommunikation die notwendige Aufmerksamkeit zu schenken.

Die enorme Wichtigkeit der nonverbalen Ebene sollte nicht unterschätzt werden. Diese Ebene kann sich in jedem Detail des Praxisalltags verstecken (Tab. 1-1). Sie kann über den täglichen Erfolg und Misserfolg mit entscheidend sein, auch wenn auf der verbalen Ebene keine Fehler erkennbar sind.

 Alles ist Kommunikation. Kommunikation ist alles!

Tab. 1-1 Aspekte der nonverbalen Kommunikationsebene

Aspekt	Wahrnehmung
Mimik, Gestik, Körperhaltung	Welche Gesamterscheinung vermitteln die Mitarbeiter? Wie ist der erste Eindruck vom Tierarzt?
Innere Haltung, Einstellung, Gefühle	Wird ein Dienstleistungsverständnis auf den Kunden transportiert? Werden Launen oder Stimmungen vermittelt?
Geruch	Wie wirkt der Geruch der Praxis auf den Tierbesitzer?
Kleidung	Gibt es eine Berufskleidung? Ist diese bei allen Mitarbeitern sauber?
Architektur	Wie alt ist die Praxiseinrichtung? Wirkt sie gepflegt?
Hygiene	Wie oft wird die Praxis gereinigt? Wie oft wird die Kundentoilette gereinigt?
Organisation/Struktur	Wirken die Abläufe organisiert?
Handeln/Nichthandeln	Auf welche Weise handelt der Vorgesetzte? Verletzt vielleicht gerade der Vorgesetzte als Vorbild die Standards, die vehement eingefordert werden (Kap. 7)?

Fallbeispiel

Im Rahmen einer Kundenbefragung sprach mich ein Mann im Wartezimmer an: »Ich habe Sie hier gestern bereits beobachtet und möchte Ihnen gerne etwas zeigen.« Daraufhin wies er mit dem Finger unter seinen Stuhl und sagte: »Sehen Sie das Bonbonpapier? Das habe ich hier gestern versteckt. Wie Sie sehen, wird hier nicht ordentlich sauber gemacht!«

Manchmal kann man nicht genug um die Ecke denken, um auf solche Situationen vorbereitet zu sein.

1.3 Einstellung und Haltung

»Es sind nicht die Dinge, die uns beunruhigen, sondern die Meinungen, die wir von den Dingen haben.«

Epiktet

Die persönliche Einstellung ist ein sehr einflussreicher und, gerade auch in der tierärztlichen Kommunikation, entscheidender Aspekt der Kommunikation, da der Einfluss der Einstellung auf die Kommunikation zwischen Patientenbesitzer und Tierarzt manchmal als Dreh und Angelpunkt des letztlichen Gesamterfolges einer Praxis gesehen werden kann.

Die Einstellung setzt sich aus verschiedenen Komponenten zusammen, die auf komplexe Weise miteinander verbunden sind. Das beginnt bei der grundlegenden inneren Haltung gegenüber Menschen an sich und geht weiter bei der Einstellung zu sehr speziellen Besitzern, mit denen es der Tierarzt in seiner täglichen Praxis zu tun hat. Die Einstellung zu dem Begriff Dienstleistung spielt eine große Rolle. Auch die Einstellung zum Tierarztberuf insgesamt hat eine entscheidende Rolle im gesamten Verlauf des Behandlungsgesprächs und damit für den Behandlungserfolg. Nicht zuletzt spielt auch die persönliche Einstellung zum Geld und allem, was damit zusammenhängt, eine große Rolle.

- Wie definiere ich den eigenen Beruf Tierarzt hinsichtlich des Begriffes Dienstleistung?
- Orientiere ich mich daran und möchte ich eine Dienstleistung erbringen?
- Sehe ich mich überhaupt als Dienstleister oder habe ich hauptsächlich die rein medizinische Qualität im Blick?
- Welche Notwendigkeit, die Praxis dienstleistungsorientiert zu führen, ergibt sich daraus oder eben nicht?

Die Beantwortung dieser Fragen wird zu einer sehr unterschiedlichen Kommunikation des einzelnen und damit des gesamten Teams gegenüber den Tierhaltern führen.

Eine entscheidende Frage ist, welche Einstellung den Tierarzt überhaupt in den Beruf geführt hat. Dies sollte sich jeder selbst offen beantworten. Hier kann es hilfreich sein, sich und damit die eigene Einstellung auf den Prüfstand zu stellen. War es z. B. vor allem der Wunsch, viel Umgang mit Menschen zu haben? Wollte man Tieren helfen? Oder war es eine ganz andere Art der Berufung?

Einfluss der tierärztlichen Doppelrolle

Egal, wie die Beantwortung der Frage ausfällt, unvermeidlicher Bestandteil jeder tierärztlichen Tätigkeit, ob Klein- oder Großtier, ist der Besitzer des Tieres. Er verrät in der Anamnese, mit welchen Symptomen das Tier vorstellig wird und wie der Krankheitsverlauf bisher wahrgenommen wurde. Anders als in der Humanmedizin ist es der Besitzer, der zur Therapietreue bewegt werden muss, und nicht der Patient selbst. Letztlich ist es eben auch der Besitzer, der alle Entscheidungen für das Wohl und Weh des Tieres trifft. Aufgrund dieser Konstellation ergibt sich für den Tierarzt eine Doppelrolle, der er gerecht werden muss. Dieser Doppelrolle kommt eine wichtige Bedeutung im Hinblick auf die Einstellung zu, indem der Tierarzt den Ansprüchen des Tieres und den Erwartungen der Besitzer gleichzeitig gerecht wird. Der Tierarzt kann seinen Beruf nicht erfolgreich gestalten, wenn lediglich die passende Einstellung zum Tier vorhanden ist. Man benötigt vor allem auch die entsprechende Einstellung zu den jeweilgen Besitzern und deren sehr unterschiedlichen Beziehungen zu ihren eigenen Tieren. Hier sind die Aufgabenstellungen so vielfältig wie die Tiere und deren Besitzer, die in die Praxen und Kliniken kommen.

Tierärzte müssen sich tagtäglich mit den unterschiedlichen Einstellungen der Besitzer auseinandersetzen. Die Beziehung der Besitzer zu ihren Tieren kann von höchst emotional bis eher nüchtern rangieren. Entscheidungen, wie z.B. die Entscheidung für oder gegen eine Operation, werden von den Besitzern u.a. auf Grundlage dieser Beziehung getroffen.

Entscheidungen in der Tiermedizin werden aus Sicht des Tieres, und damit auch aus Sicht des Tierarztes, bedauerlicherweise manchmal auch in Abhängigkeit des jeweiligen Geldbeutels des Besitzers getroffen. Genau hier verbirgt sich eine große und oft entscheidende Herausforderung in der Tiermedizin – das Thema Geld und Abrechnung. Zu der Frage, wie viel eine tiermedizinische Leistung Wert ist, treffen Besitzer und Tierarzt schlimmstenfalls diametral aufeinander. »Was, so teuer?« ist eine der, zumindest subjektiv empfunden, am häufigsten wahrgenommene Bemerkung von Tierbesitzern gegenüber dem Tierarzt. Dabei geht es meist um Leistungen, die über die normale Alltagsmedizin, wie z.B. eine Impfung, hinausgehen.

Allgemeiner eigener Anspruch und berufliche Ethik eines Tierarztes ist es, Tieren zu helfen und Krankheiten zu heilen. In der Gesellschaft hat sich daraus allerdings ein eher unrealistisches Bild des selbstlosen und ewig hilfsbereiten Tierarztes etabliert. Die Gründe für die Entstehung dieses romantisch verklärten Bildes sind vielfältig. Es ist maßgebend aber sicherlich durch die Darstellung des Tierarztberufes in den unterschiedlichen Medien (Filme, Serien, Bücher) geprägt.

Hinsichtlich dieser Vorstellungen und Ansprüche über und an den tierärztlichen Beruf kann es natürlich durchaus auch zu Übereinstimmung bei Tierbesitzern und Tierarzt kommen.

Der Tierarzt sieht seinen Beruf dann in erster Linie als eine ethisch bestimmte Berufung, nicht als einen durchaus auch betriebswirtschaftlich ausgerichteten Beruf. Die selbstständige Ausübung dieses Heilberufs ist letztlich aber nun einmal zu einem elementaren Teil auch betriebswirtschaftlich ausgelegt. Welchen Schwerpunkt man in der eigenen Betrachtung setzt, hängt vom eigenen Rollenverständnis und damit von der Einstellung zu sich selbst ab.

1.3 Einstellung und Haltung

Der Tierarzt steht also im Spannungsfeld zwischen dem eigenen beruflich-ethischen Anspruch, den (nicht immer angemessenen oder berechtigten) Vorstellungen der Besitzer und wirtschaftlich-ökonomischen Faktoren und Zwängen. Diesen Spagat gilt es zu meistern!

Der Einfluss, den die eigene Einstellung zum Beruf oder auch zum Thema »Geld und Dienstleistung« auf die Art und Weise der Kommunikation mit dem Besitzer hat, ist einem meist nicht bewusst (s. Eisbergmodell).

Daher ist es wichtig, sich selbst und damit seine Einstellung zum Beruf immer wieder kritisch zu hinterfragen. Vielleicht besteht sogar die Möglichkeit, dies im kollegialen Austausch zu praktizieren.

Einfluss der Körpersprache

Neben dem gesprochenen Wort verrät auch unsere Körpersprache, also Mimik und Gestik, viel über unsere Einstellung. Stimmt z. B. die Körpersprache nicht mit dem Gesagten überein, wird Misstrauen geschürt und das Gespräch negativ beeinflusst. Dies kann passieren, wenn der Tierarzt in der Kommunikation mit dem Besitzer zwar den formalen Ansprüchen der Freundlichkeit auf der inhaltlichen und sprachlichen Ebene genügt, sich dies aber in Haltung und Stimme nicht wiederspiegelt. Der Tierarzt sucht beispielsweise nicht den Augenkontakt zum Besitzer oder wirkt in seiner Stimme sehr gestresst. Das kann sogar soweit führen, dass das der Praxis bisher entgegengebrachte Vertrauen verloren geht.

Einfluss der Wortwahl

Je nachdem wie der Tierarzt beispielsweise zum Thema Geld steht, wird sich eine Kommunikation einschleichen, die diese Einstellung zum Ausdruck bringt. Am deutlichsten wird dies, wenn es um die Empfehlung von Diagnostik oder Therapie geht. Es macht einen entscheidenden Unterschied, ob der Tierarzt dem Besitzer z. B. mit einer klaren Empfehlung begegnet, indem er sagt:

☺ »Hier empfehle ich, dass wir unbedingt ein Röntgenbild machen.«

oder ob er sagt:

☹ »Wenn Sie wollen, könnten wir da ein Röntgenbild machen.«

»Ja, *könnten* wir …«, denkt der Besitzer und sagt: »Nein!«, weil es eben Geld kostet. Alles, was man machen *könnte*, kann man eben auch weglassen. Es ist an dieser Stelle die Einstellung, die hier dem Tierarzt das Wort führt. Folgende mögliche innere Monologe eines Tierarztes zeigen dies:
- »Das wird dem Besitzer bestimmt zu teuer …«
- »Der Hund hat eh schon so viele Krankheitskosten gehabt …«

- »Das will die Kundin eh nicht …«
- »Die Rechnung ist schon so hoch, das können wir so nicht mehr abrechnen …«

Aufgrund dieser bestimmten Einstellung, die sicherlich auch aufgrund von Alltagserfahrungen entstand, aber bedauerlicherweise nicht immer »nur das Beste für das Tier« im Blick hat, sondern eher den »Geldbeutel des Besitzers«, kommt es zu diesen beispielhaften, eher defensiven Kommunikationsvarianten. Es gibt noch viele Beispiele aus der alltäglichen Praxis, die für dieses Ziel der Kommunikation erläutert werden. Lesen Sie dazu auch Kapitel 5.

Über Geld reden

Wenn das Unbehagen, über Geld zu sprechen oder Leistungen berechnen zu müssen, Teil der tierärztlichen Einstellung ist, kann dies das Handeln und die Kommunikation soweit beeinflussen, dass sogar für das Tier medizinisch richtige und notwendige diagnostische oder therapeutische Wege nicht gegangen werden. Das geschieht immer in der vorrauseilenden Annahme, der Besitzer könne oder wolle das sicher nicht bezahlen. Oder es ergibt sich eine andere, weitere Möglichkeit der freiwilligen Selbstbeschränkung. Dann erbringt der Tierarzt Leistungen, die am Ende der Behandlung nicht abgerechnet werden.

Jeder Tierarzt, der sich hier ganz oder teilweise wieder findet, sollte ein wenig über seine Einstellung nachdenken. Ein Tierarzt muss seinen Beruf in gewisser Weise mit »gespaltener Persönlichkeit« ausüben. Denn, anders als in der Humanmedizin, ist der Tierarzt zwar auch in erster Linie ein heilender Beruf, aber gleichzeitig verkauft er seine eigenen kurativen Leistungen. Daraus ergeben sich ganz besondere Herausforderungen für die Tiermedizin (Kap. 5). Die Herausforderung des Tierarztes liegt darin, sich in gewisser Weise auch als »Verkäufer« zu sehen und auch so zu verhalten. Dem Tier gegenüber ist er natürlich der kurative Mediziner, für den Besitzer aber ist er Berater und Verkäufer in einem. Der Besitzer muss von der Notwendigkeit der empfohlenen Leistung überzeugt werden, denn in letzter Konsequenz muss er sie bezahlen, also in gewisser Weise kaufen. Hier liegt der große Unterschied zur Humanmedizin. Dort ist der Arzt einzig und allein kurativ tätig und hat in allen Belangen nur mit dem Patienten zu tun. Was empfohlen wird, findet auch Anwendung, mit Ausnahme der IGeL-Leistungen. Hier kommt der Humanmediziner in die gleiche ungeliebte Situation wie der Tiermediziner, in der mit den »Kunden« über Empfehlungen und gewünschte Diagnostik diskutiert werden muss, und damit letztlich immer über Geld. Viele dieser Diskussionen wären vermeidbar, wenn sich der Tierarzt seiner Rolle als Verkäufer stärker bewusst wäre. Dann könnte er eine Bereitschaft entwickeln, diese Rolle auch dementsprechend anzunehmen. Wichtig ist an dieser Stelle die Differenzierung. Natürlich ist der Tierarzt kein Verkäufer im klassischen Sinne, wie z. B. ein Autoverkäufer oder ein klassischer »Vertriebler«,

1.3 Einstellung und Haltung

der hauptsächlich seinem Umsatz verpflichtet ist. Der große Unterschied und damit verbundene Vorteil gegenüber anderen Branchen liegt darin, dass die Tierbesitzer den Weg in die Praxen mit einem konkreten Anliegen suchen. Daraus ergibt sich immer eine medizinische Indikation, die im Sinne der Gesundheit des Tieres Anwendung finden sollte. Trotzdem bleibt die Aufgabe, die sich als Fazit aus den bisherigen Ausführungen für den Tierarzt ergibt, zumindest in Teilen die Rolle eines »Verkäufers« anzunehmen.

 In seiner Doppelrolle muss der Tierarzt auch »Verkäufer« sein.

Folgende Fragestellungen können Ihnen dabei helfen, einen Einblick in das persönliche Verständnis der eigenen Rolle als Tierarzt zu gewinnen:
- Wie stehe ich zum Thema Dienstleistung?
- Wie verstehe ich das Thema Dienstleistung in der Tiermedizin?
- Wie stehe ich zu (vermeintlich) »schwierigen« Besitzern?
- Welche Einstellung habe ich zum Thema »Abrechnung von tierärztlichen Leistungen«?
- Wie viel ist eine tiermedizinische Leistung wert?
- Wie viel ist meine Arbeit wert?
- Wie stehe ich zum Thema Geld?

Übernommene Einstellungen und Glaubenssätze

»Was Hänschen nicht lernt, lernt Hans nimmermehr …« Diesen Satz hat bestimmt jeder schon einmal gehört. Er ist ein sehr gutes Beispiel für unbewiesene und meistens sogar falsche Einstellungen, auch Glaubenssätze genannt, denn, wie jeder sicher selbst schon an sich erfahren hat, ist es durchaus auch noch möglich, neue Erkenntnisse und Verhaltensweisen dazu zu lernen, wenn man den Kinderschuhen bereits entwachsen ist.

Viele dieser behindernden Glaubenssätze übernehmen wir ungeprüft und werden von uns oft nicht hinterfragt.

Tief in uns verborgen, im unteren, nicht sichtbaren Teil des Eisberges, haben diese allerdings einen nicht unerheblichen Einfluss auf unsere Entscheidungen. Diesen Einfluss bemerken wir meist nicht, da uns diese »Einflüsterungen« natürlich vorkommen.

Leider können Glaubenssätze auch im tierärztlichen Alltag vorkommen und dabei hinderlich sein:
- Ich kann nicht Nein sagen.
- Ich muss es allen recht machen.
- Ich muss auf alle Rücksicht nehmen.
- Ich darf keine Fehler machen.

Hinter dem Wunsch, alles perfekt machen zu wollen, kann sich z. B. auch ein familiär geprägter Glaubenssatz verstecken. Im tierärztlichen Alltag kann er nahezu unerträglichen innerlichen Druck ausüben. Gerade zu Beginn der tierärztlichen Karriere, wenn der Graben zwischen »unbedingt wissen müssen« und »noch nicht wissen können« noch am größten ist.

> **Übungen**
>
> Ergänzen Sie folgende Glaubenssätze (spontan und schriftlich):
> - Der Tierarztberuf ist …
> - Geld …
> - Meine Kunden sind …
> - Chefs sind …
> - In unserer Familie war Geld …
> - Mein Chef bläute mir immer wieder ein, dass …
>
> Führen Sie folgende Beispiele fort. Welche Sätze fallen Ihnen noch zum Thema Geld ein?
> - Geld stinkt.
> - Geld verdirbt den Charakter.
> - Geld regiert die Welt.
> - …
>
> Überprüfen Sie alle gemachten und von Ihnen ergänzten Sätze auf Richtigkeit. Welcher Satz hat Sie am meisten berührt und warum?

1.4 Vier Seiten einer Botschaft

Wie Kommunikation funktionieren kann oder eben nicht, lässt sich anhand des Kommunikationsquadrates von Friedemann Schulz von Thun, einem theoretischen Kommunikationsmodell sehr anschaulich erklären (Abb. 1-4). Das Modell geht davon aus, dass jeder, der etwas mitzuteilen hat, eine Nachricht von sich gibt, die dann auf einen Empfänger trifft, wie wir schon im Kreislaufmodell (Abb. 1-1) gesehen haben. Diese Nachricht hat, wie Schulz von Thun erklärt, viele Botschaften auf unterschiedlichen Ebenen gleichzeitig. Der Einfachheit halber hat er sie auf vier grundlegende Ebenen reduziert. Sie werden im Folgenden in einen tiermedizinischen Zusammenhang gestellt. Es handelt sich um die Sachebene, die Selbstkundgabeebene, die Appellebene und zuletzt die Beziehungsebene.

1.4 Vier Seiten einer Botschaft

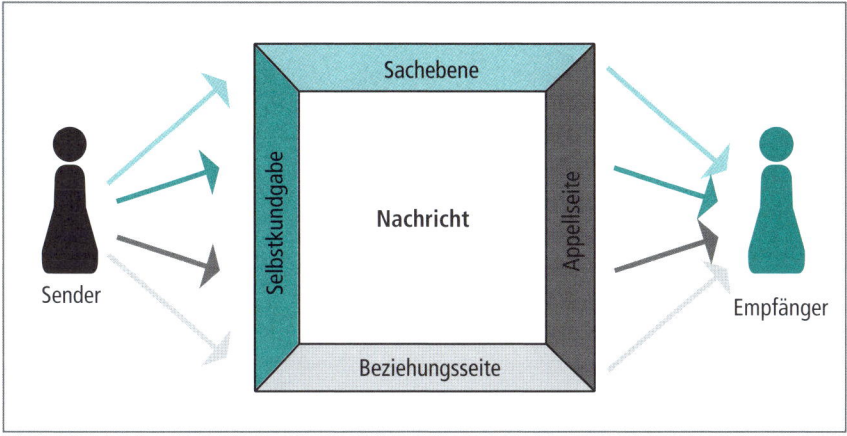

Abb. 1-4 Das Kommunikationsquadrat, dass die vier Seiten einer Nachricht darstellt (nach: Friedemann Schulz von Thun, 2010)

Die Sachebene des Gesprächs

Auf der Sachebene geht es um Daten, Fakten und Sachverhalte, also um alles, was medizinisch für den Tierarzt und -besitzer wichtig ist. Hier geht es für den Besitzer unter anderem um Wahrheitskriterien, also um wahr oder unwahr. Schon auf dieser Ebene kann sich die erste Hürde verbergen, denn nicht selten trifft man in der Praxis auf »google«-informierte Besitzer, mit denen es dann zu »wissenschaftlichen« Diskussionen über die Richtigkeit einer Diagnose oder empfohlenen Therapie kommen kann. In den allermeisten Fällen handelt es sich aber bei der Sachebene um das Hoheitsgebiet des Tierarztes, der ja gerade aufgrund seiner Kompetenz konsultiert wird. Auf diese sollte er sich auch berufen.

 Auf der Sachebene geht es um Daten, Fakten und Sachverhalte.

Die Selbstkundgabeebene

Hier gilt, dass jemand, der etwas mitteilt, auch etwas von *sich* gibt. Das betrifft vor allem das eigene Selbstverständnis, die Einstellung zum Tierhalter und dem Tier gegenüber. Jede Äußerung enthält damit, gewollt oder nicht, einen Hinweis darauf, wofür der Sender steht und wie er seine Rolle auffasst. Über die Selbstkundgabe gibt der Tierarzt zu erkennen, ob er seine eigene Rolle als »Halbgott in Weiß« versteht oder als partnerschaftlichen Ratgeber des Halters in und zu allen Belangen des Tieres. Hier wird im schlimmsten Fall Arroganz vermittelt, bestenfalls das Dienstleistungsverständnis und die entsprechende fachliche Voraussetzung. Möglicherweise werden an dieser Stelle die Einstellung zum eigenen

Beruf und die damit verbundene Einstellung zum Geld, wie im vorangegangenen Kapitel beschrieben, kundgetan.

Ein Beispiel für die Sensibilität der Selbstkundgabeebene ist das Verhältnis zwischen klinisch arbeitendem Tierarzt und dem überweisenden Kollegen. Hier zeigt sich in der Praxis, dass der Empfänger, also der überweisende Tierarzt, nicht selten eine gewisse Arroganz seitens der Sender auf der Klinikseite wahrnimmt. Die Sender, also die Tierärzte in der Klinik, sollten ggf. die Aufgabenstellung »Arroganz«, die sich auf der Selbstkundgabeebene verbirgt, ernst nehmen und ihre Rolle und die damit verbundene Kommunikation gegenüber dem überweisenden Tierarzt überprüfen und ggf. verändern.

Fallbeispiel

In einem Bewertungsfragebogen, der von einer Klinik an die überweisenden Tierärzte gerichtet war, war als Antwort zu einer Frage zu lesen: »Es mag ja sein, dass Ihr einiges besser wisst als wir bescheidenen Überweiser, aber es wäre schön, wenn wir das nicht tagtäglich zu spüren bekommen müssten.«.

 Die Selbstkundgabeebene hat einen entscheidenden Einfluss auf die Bindung zwischen Tierarzt und Besitzer!

Die Beziehungsebene

Auf der Beziehungsebene gibt man durch Formulierungen, Tonfall und Begleitmimik häufig ungewollt zu erkennen, wie man zum anderen steht und was man von ihm hält. Hier findet z. B. der »google-informierte« Besitzer sehr schnell heraus, wie der reagierende Tierarzt ihn einschätzt. Der Besitzer hört am Ton und einer zunehmenden Spannung in der Stimme, was der Tierarzt denkt (z. B. »Nicht schon wieder so einer …«). Nicht wenige Tierärzte reagieren hier empfindlich, weil sie sich in ihrer Kompetenz angegriffen fühlen. Es nervt sie (verständlicherweise) und dies lassen sie, natürlich ungewollt, den Tierbesitzer zumindest durch die Stimmlage spüren, im schlimmsten Fall auch auf der Sachebene. Eine Hilfe zum Umgang mit dieser Art von Besitzern finden Sie in Kapitel 6.

Die Beziehungsebene ist immer als erstes über den Ton zu erkennen, oft nur in Nuancen, aber für den Empfänger wahrnehmbar. Wenn wir in diesem Beispiel bleiben und noch das Kreislaufmodell hinzunehmen, gibt der Besitzer selbst ein Feedback auf der Beziehungsebene ab und drückt in seiner Stimme deutlich seinen Unmut darüber aus, dass er sich in seinem Bemühen mitzuarbeiten nicht verstanden fühlt. Dann finden wir genau die Kommunikationssituation wieder, die im Behandlungszimmer zu diesem Besitzertyp entstehen kann.

Einen ähnlichen Verlauf könnte das Gespräch mit dem komplementärmedizinisch geneigten Besitzer nehmen, je nachdem auf welchen Tierarzt er trifft. Auch zu diesem Thema lassen sich einige Tierärzte in der Praxis finden, die aus ihrer negativen Einstellung zum Thema Komplementärmedizin keinen Hehl machen, ohne dabei zu bedenken, dass sie an dieser Stelle dem Kunden zu nahe treten. Hier treffen wir wieder auf das Thema Einstellung. Wie steht der Tierarzt zum Thema Komplementärmedizin? Die Antwort wird den Gesprächsverlauf in den meisten Fällen über die Beziehungsebene beeinflussen, wie im vorherigen Beispiel beschrieben. Auch hier wird der Besitzer eine etwaige Ablehnung bemerken und in einem Kreislauf darauf reagieren. Natürlich entscheidet jeder Tierarzt einzig für sich, wie er zum Thema Komplementärmedizin steht. Aber der Rat geht dahin, dies den Besitzer nicht spüren zu lassen. Der Tierarzt sollte den Besitzer – wie man sagt – »abholen, wo er steht«, um ihn weiter auf seinem Weg zu begleiten und als Kunden nicht zu verlieren.

 Das Beziehungsohr hört, wie man vom Gesprächspartner behandelt und in seinem Verhältnis eingeschätzt wird.

Die Appellseite

Ergreift jemand das Wort oder richtet es an jemanden, will er in der Regel auch etwas bewirken (Einfluss nehmen), den anderen nicht nur erreichen, sondern auch etwas *bei ihm erreichen*. Hier geht es z. B. um Compliance, um die Einwilligung zu weiterer Diagnostik oder möglicherweise kostspieliger Therapie. Der Tierarzt will bei und mit dem Besitzer verschiedene Dinge erreichen. Dafür muss er ihn erreichen. Das gelingt nur über eine gelungene Kommunikation, die ein Zusammenspiel aus allen beschriebenen Ebenen ist. Der medizinische Erfolg hängt immer auch davon ab, ob der Tierarzt den Besitzer erreicht oder nicht.

Für den Tierarzt geht es auch während der Ausbildung von Assistenztierärzten oder Tiermedizinischen Fachangestellten immer um Appelle, ebenso wie um das Thema »Führen« und »Führung« auf allen möglichen Ebenen. Innerhalb einer Assistententätigkeit kommt es täglich zu Führungssituationen, in denen die Appelebene eine wichtige Rolle spielt. Hier geht es darum, alle bisher beschriebenen Ebenen in Einklang zu bringen, vor allem aber die Selbstkundgabe- im Zusammenspiel mit der Beziehungsebene. Kommt es zu missverstandener Kommunikation, besteht die Gefahr, dass der gewünschte Appell aus verschiedenen Gründen nicht so umgesetzt wird wie gewünscht oder – noch schlimmer – als es erforderlich wäre.

 Nur wenn der Tierarzt den Besitzer erreicht, kann er bei ihm etwas erreichen.

Offen oder verdeckt geht es auf der Appellebene um:
- Wünsche
- Appelle
- Ratschläge
- Handlungsanweisungen
- Effekte etc.

Das »Appell-Ohr« ist besonders empfangsbereit für die Frage: Was soll ich jetzt machen, denken oder fühlen?

Um diesen Anspruch zu erfüllen, sollte die eigene Kommunikation regelmäßig überprüft werden. Dies können Sie in erster Linie anhand der Reaktionen Ihrer Kunden oder Mitarbeiter und Kollegen, die Ihnen im Alltag als Empfänger gegenübertreten. Sie brauchen vor allem eine intensive Selbstwahrnehmung, um allen hier beschriebenen Ebenen, und damit vor allem den Kunden, aber auch den Mitarbeitern, gerecht zu werden.

Der Kommunikationsexperte Friedemann Schulz von Thun geht davon aus, dass der Sender immer für das Gelingen der Kommunikation verantwortlich ist. Man muss diese These nicht bis zu Ende teilen, aber im Grundsatz sollte jede sprechende Person diesem Ansatz folgen und ihn möglichst auch in der Praxis umsetzen. Klar ist, dass der Sender nun einmal für das, was er sendet, verantwortlich ist. Damit nimmt er Einfluss auf eine Reaktion beim Empfänger, ob diese nun gewünscht war oder nicht. Wenn dies bereits privat Gültigkeit hat, so gilt es umso mehr in einem Dienstleistungsverhältnis, wie es zwischen Tierarzt und Tierhalter besteht. Es braucht hier ein Bewusstsein für die unterschiedlichen Ansprüche in diesem Verhältnis, in dem der Tierarzt sehr konkrete, aber eben auch andere Ziele haben kann als der Besitzer. Die Ziele der tierärztlichen Seite können nahezu ausschließlich über die Kommunikation erreicht werden. Die Durchsetzung eines bestimmten diagnostischen Weges oder die Compliance lassen sich »nur« über eine bestimmte, individuell auf den Tierbesitzer angepasste kommunikative Qualität erreichen, mit deren Hilfe der Besitzer bestmöglich »erreicht« wird.

> **!** Der Sender ist für das Gelingen der Kommunikation verantwortlich.

1.5 Erwartungen

> **!** Wer Kunden begeistern will, muss wissen, was sie begeistert.

Erwartungen sind in jedem Dienstleistungsverhältnis, auch in der Humanmedizin, wichtig. Im speziellen Fall der Tiermedizin, die letzten Endes eine Mischform aus beiden Bereichen darstellt, sind Erwartungen von besonderer Bedeutung. Das liegt vor allem an zwei entscheidenden Gründen:

1.5 Erwartungen

- Der Besitzer hat als Kunde Erwartungen, die sowohl ihn persönlich als auch die medizinische Betreuung seines Tieres betreffen.
- Der Besitzer erlebt den Tierarzt in einem helfenden Beruf, der aber zugleich Dienstleistungsberuf ist. Das offenbart sich dadurch, dass in der Tiermedizin privat und zumeist bar oder direkt per EC-Karte abgerechnet wird.

Es ist wichtig, die Erwartungen seiner Kunden zu kennen und die richtigen Schlüsse daraus zu ziehen. Darüber hinaus gibt es natürlich auch die formalen Erwartungen, die durch die Tierärztekammern und den Gesetzgeber an den Tierarzt gestellt sind.

1.5.1 Was möchte der Tierhalter?

Im Rahmen einer Kundenbefragung (Brennecke, Münow, 2009), die bundesweit in Wartezimmern von über 22 Kleintiertierkliniken durchgeführt wurde, kamen einige, z. T. auch überraschende, Ergebnisse bezüglich der Besitzererwartungen zum Vorschein.

Besitzer möchten vor allem freundlich behandelt werden. Sie wünschen sich einen verbindlichen, zugewandten Tierarzt, der sich für sie und ihr Tier Zeit nimmt. Das allein genommen ist keine Überraschung, aber dass die Besitzer gleichzeitig äußern, dass Kompetenz zwar wichtig, aber nicht beurteilbar ist, macht diese Ergebnisse speziell für das Thema Kommunikation so spannend. Denn sie zeigen, wie wichtig die Qualität der Kommunikation ist. Die hauptsächlichen Beurteilungskriterien liegen also nicht unbedingt in der medizinischen Qualität. Die diesbezüglichen Erwartungen sind deshalb auch eher zu enttäuschen als zu übertreffen, da die Besitzer von einer entsprechenden Qualitätserwartung ausgehen, ansonsten würden sie den jeweiligen Tierarzt nicht konsultieren. Selbstverständlich gibt es immer Ausnahmen, so auch in der Tiermedizin, wenn z. B. eine lebensbedrohliche Krankheit glücklich abgewendet werden kann. Viel häufiger wird aber die Heilung des Tieres mitunter ganz selbstverständlich erwartet. Nichterfolg muss deshalb häufig klar argumentiert und gerechtfertigt werden. Auch wenn das Beispiel ein wenig hinkt, aber wir erwarten zu Recht, wenn wir unser Auto zum Reifenwechsel bringen, dass alle vier Räder wieder am Auto sind. Diese Leistung wird keine Erwartungen übertreffen oder sogar Begeisterung auslösen. Wir werden erst von dieser Werkstatt begeistert sein, wenn diese uns in der Art der Dienstleistungserbringung überzeugt oder positiv überrascht. Das wird uns in Erinnerung bleiben. Und was uns begeistert oder in positiver Erinnerung bleibt, wird auch weiterempfohlen. Also alles, was das normale, erwartbare Maß übersteigt, wie auch Abbildung 1-5 anschaulich zeigt.

In der Befragung wurde explizit nach Wechselgründen der Besitzer geforscht. Es wurde gefragt, welche Negativmerkmale dazu führen könnten, dass ein Besitzer seinen Tierarzt bzw. die Tierarztpraxis oder -klinik wechseln würde. Medizinische Kompetenz lag bei dieser Fragestellung auf einem der hinteren

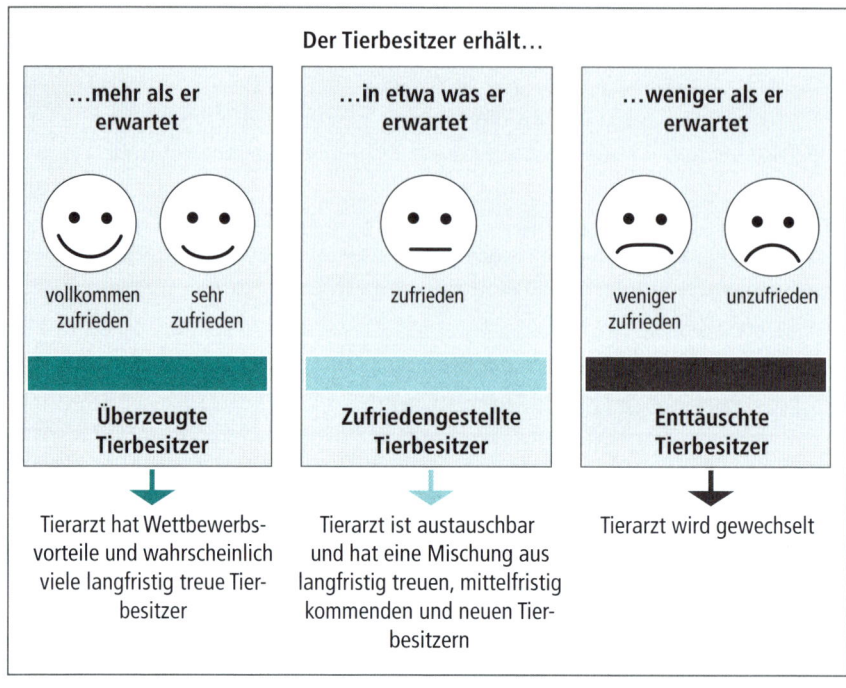

Abb. 1-5 Der Zusammenhang von Kundenerwartungen und Kundenzufriedenheit

Plätze. Entgegen der eigentlichen Erwartung der meisten Tierärzte war der Preis, also die Kosten, sogar auf dem letzten Platz des Rankings zu finden. Wie bereits gesagt, lag die Freundlichkeit mit großem Abstand auf dem ersten Platz.

Natürlich geht es nicht ohne medizinische Qualität. Diese ist sozusagen die selbstverständlich erwartete Grundvoraussetzung. Medizinische Kompetenz und darauf beruhende Entscheidungen und Beratung werden von den Besitzern natürlich eingefordert. Aber es reicht meist eben nicht, allein auf die medizinische Qualität zu setzen und die sogenannten weichen Faktoren zu vernachlässigen (Abb. 1-6). Der Fokus oder, besser gesagt, die gesamte Zielsetzung der tierärztlichen Tätigkeit sollte auf die Kundenzufriedenheit ausgerichtet sein, in der die medizinische Qualität selbstverständlich ein sehr wichtiger, aber eben nur ein Teil ist.

Aus rein tiermedizinischer Sicht mag es bedauerlich sein, aber eine Praxis erfolgreich zu führen, gelingt am ehesten, wenn der Fokus auch auf der Dienstleistungserbringung und nicht nur auf der rein medizinischen Seite liegt.

Eine andere, nicht ganz leichte, Aufgabe für den Tierarzt ist, zwischen berechtigten und unberechtigten Erwartungen zu unterscheiden. Jeder Tierarzt handelt aufgrund einer bestimmten, meist von ihm selbst vorausgesetzten oder eingeschätzten Erwartung seiner Kunden. Dazu müssen aber diese Erwartungen

1.5 Erwartungen

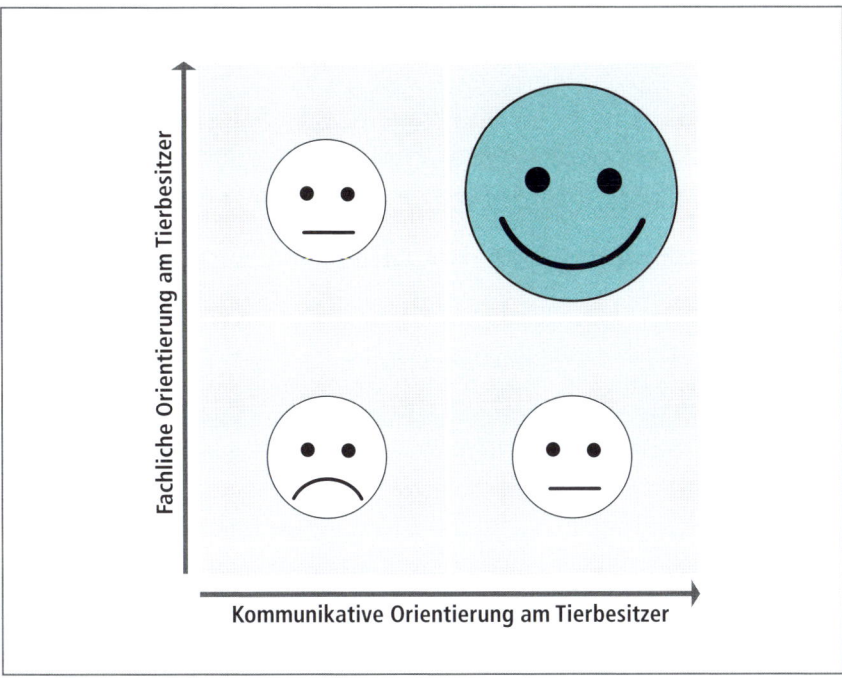

Abb. 1-6 Schwerpunkte in der Kundenorientierung

der Tierhalter richtig eingeschätzt und oft vorausgesehen werden. Hier genau liegt die Schwierigkeit. Was glaubt ein Tierarzt, was seine Kunden, die Tierhalter, wollen oder von ihm speziell erwarten?

Besitzer tragen immer wieder auch Erwartungen an Tierärzte heran, die einer genauen Prüfung und Betrachtung bedürfen. Anschließend kann man zu einem klaren Standpunkt kommen. Themen sind hier z. B. permanente Verfügbarkeit oder die Erwartung, dass die eigentliche und dominierende Motivation des Tierarztes die Tierliebe zuungunsten des Geldes sein müsse. Wie gesagt, nicht allen Erwartungen der Besitzer sollte bedingungslos entsprochen werden. Doch, zumindest in einem bestimmten Rahmen, sollte eine unbedingte Kundenzufriedenheit angestrebt werden. Dieser Spagat ist nicht leicht zu lösen. Gerade das ist die Herausforderung, der sich jeder Tierarzt stellen muss.

 Erwartungen müssen übertroffen werden, um Kunden langfristig zu binden. Die Mindesterwartungen, die Tierhalter einer Praxis entgegenbringen, können zu einem großen Teil bereits auf der Kommunikationsebene erfüllt werden. Diese Tatsache erfordert möglicherweise einige Anstrengungen, erzeugt aber keine Mehrkosten für die Tierarztpraxis.

1.5.2 Erwartungen des Gesetzgebers zur Dienstleistungserbringung

Seit 2010 gilt für alle dienstleistenden Berufe die Verordnung über Informationspflichten für Dienstleistungserbringer (Dienstleistungs-Informationspflichten-Verordnung – DL-InfoV).

Hier ist neben allen anderen wichtigen Paragraphen, deren Studium und Kenntnis empfehlenswert ist, vor allem der folgende § 4 hervorzuheben:

> »**§ 4 Erforderliche Preisangaben**
>
> (1) Der Dienstleistungserbringer muss dem Dienstleistungsempfänger vor Abschluss eines schriftlichen Vertrages oder, sofern kein schriftlicher Vertrag geschlossen wird, vor Erbringung der Dienstleistung, folgende Informationen in klarer und verständlicher Form zur Verfügung stellen:
>
> 1. sofern er den Preis für die Dienstleistung im Vorhinein festgelegt hat, diesen Preis in der in § 2 Absatz 2 festgelegten Form,
>
> 2. sofern er den Preis der Dienstleistung nicht im Vorhinein festgelegt hat, auf Anfrage den Preis der Dienstleistung oder, wenn kein genauer Preis angegeben werden kann, entweder die näheren Einzelheiten der Berechnung, anhand derer der Dienstleistungsempfänger die Höhe des Preises leicht errechnen kann, oder einen Kostenvoranschlag.«
>
> *DL-InfoV BGBl. I. 12.03.2010*

Eine Kostenaufklärung gegenüber den Patientenbesitzern findet generell eher selten statt. Diese ist jedoch nicht nur gesetzlich geboten, wie dieser Gesetzesauszug darlegt, sondern auch von vielen Kunden gewünscht.

Die Patientenbesitzer wollen im Vorfeld der Leistungserbringung, ob diagnostisch oder therapeutisch, über die möglichen Kosten aufgeklärt werden. Diese, wie gesagt auch gesetzlich gebotene Aufklärung, ist unbedingt empfehlenswert. Sie führt auf verschiedenen Ebenen der Tierarztpraxis zu mehr Zufriedenheit, vor allem aber zu mehr Kundenzufriedenheit. Letztlich ist auch aus dem eigenen Alltagserleben heraus nachvollziehbar, dass, wann immer wir selber eine Dienstleistung oder materielle Anschaffungen erwägen, wir auch eine Transparenz bezüglich der Kosten wünschen. Warum sollte dies dem Tierhalter, der mit seinem Tier vorstellig wird, nicht so gehen? Die Kosten, also die Konsequenz seines Besuchs anzusprechen, sollte selbstverständlich werden, zumindest wenn die Untersuchungen über eine Allgemeinuntersuchung hinausgehen. Hier gilt es, das richtige Maß zu finden. Beispiele hierzu finden Sie auch in Kapitel 5.

1.5.3 Was macht einen »guten« Tierarzt aus?

»Wenn wir irgendetwas unterschätzen in unserem Leben –
dann ist es die Wirkung der Freundlichkeit.«

Marcus Aurelius

Was macht also einen »guten« Tierarzt aus? Natürlich ist eine solche Frage immer nur unter Berücksichtigung des jeweiligen Blickwinkels zu beantworten. Sicherlich wird die Antwort auf diese Frage anders ausfallen, wenn lediglich Tiermediziner gefragt werden. Hier würden vornehmlich rein medizinische Qualitätsmerkmale beurteilt werden. Aber diese Zielgruppe stellt eben nicht die Kunden dar.

Die Frage muss also aus dem Blickwinkel der Patienten und Patientenbesitzer beantwortet werden. Genaugenommen müsste die Frage so formuliert werden: Was macht einen guten Tierarzt aus der Sicht seiner Kunden aus?

So gestellt kann man auf diese Frage andere Antworten erwarten. Ein Tierarzt, der erfolgreich eine Praxis oder Klinik führen will, sollte die Erwartungen seiner Klientel zumindest weitestgehend kennen und erfüllen, im Idealfall sogar übertreffen. Wie bereits gezeigt werden konnte, betrifft dies Kriterien, die nicht allein medizinischer Art sind.

Kundenzufriedenheit lässt sich über viele Kriterien herstellen, die allermeisten haben im weitesten Sinne mit Kommunikation zu tun.

Ein sicheres Auftreten, ist beispielsweise auf der nonverbalen Ebene eine sehr klare Kommunikation dem Besitzer und auch dem Tier gegenüber.

Allein auch die Einhaltung der normalen Umgangsformen, wie eine Begrüßung, die den Augenkontakt mit dem Tierbesitzer beinhaltet, oder ein einfaches Danke und Bitte können ausreichen, um den formalen Anforderungen an Freundlichkeit zu entsprechen.

Empathie ist wichtig, aber auch Klarheit sich selbst und seinem medizinischen Standpunkt gegenüber.

Verbindlichkeit gegenüber getroffenen Aussagen ist in jedem Fall nötig, also die Einhaltung von Aussagen und Absprachen gegenüber den Tierhaltern und auch Mitarbeitern.

Zuletzt sei noch sehr allgemein das Thema Zeit erwähnt, welches sich in verschiedenen Formen wiederfindet. Die Komponente Zeit spielt z. B. eine Rolle in Bezug auf Wartezeit, Erreichbarkeit und »sich Zeit nehmen«.

Für eine gelingende Kundenbindung ist es wesentlich, die Erwartungen seiner Kunden, also der Tierbesitzer möglichst genau zu kennen und in einem vertretbaren Rahmen erfüllen zu wollen.

Erwartungen der Tierbesitzer nach Rangfolge*
- Freundlichkeit
- Aufmerksamkeit
- Hilfsbereitschaft
- Telefonische/persönliche Erreichbarkeit
- Schnelligkeit
- Zuverlässigkeit
- Fachliche/soziale Kompetenz

* (Brennecke 2009)

2 Kommunikationsfallen

Als Kommunikationsfallen werden in diesem Kapitel die verschiedenen Möglichkeiten beschrieben, die einen negativen Einfluss auf den Gesprächsverlauf nehmen können. Diese Fallen können unterschiedlicher Art sein. Es gibt Fallen, die Kunden dem Tierarzt unbewusst anbieten, aber auch Fallen, die sich der Tierarzt selbst stellt. Es gilt, diese Fallen als solche zu erkennen und möglichst zu vermeiden.

Die häufigsten Fallstricke, die der Tierarzt in seinem Alltag bewältigen muss, sind z. B.:
- Falsche oder unpassende Ansprache des Tierbesitzers
- Umgang mit Zeitmangel
- Umgang mit kritischen oder emotionalen Situationen
- Diskrepanz zwischen weltlichem Anspruch und medizinischer Überzeugung

Grundsätzlich kann jede Einstellung, die nicht den Erwartungen und Wünschen der Kunden entspricht, zur Kommunikationsfalle werden, in die man als Tierarzt gerät. Zum Beispiel kann eine Praxis oder eine Klinik, die ihre Ausrichtung sehr dominant auf die medizinische Qualität ausrichtet, Gefahr laufen, den, für die Kunden wichtigen und auch beurteilbaren, Aspekt der Dienstleistungsorientierung und die damit verbundene Kundenzufriedenheit aus den Augen zu verlieren.

Fallbeispiel

Eine sehr kompetente Assistenztierärztin in einer Klinik hatte es zunehmend mit Kundenbeschwerden zu tun. In einem Coaching-Prozess konnte bei ihr eine bestimmte Einstellung, die sehr auf medizinische Qualität ausgerichtet war, analysiert werden. Ihre Selbstsicht war, dass sie Tierärztin geworden wäre, um Tiere zu heilen und nicht, um nett zu den Kunden zu sein.
Im Rahmen des Coachings gelang es ihr, die Einstellung dahingehend zu erweitern, dass der Umgang mit den Tierhaltern auch ein elementarer Bestandteil der Aufgabenstellung in der Tiermedizin ist. Diese Einsicht führte nach kurzer Zeit zu einer grundlegenden Einstellungsveränderung. Die Beschwerden gingen deutlich zurück.

2.1 Selbstverständlichkeit

2.1.1 Routine contra Ausnahmezustand

Eine häufige Alltagsfalle, in die Tierärzte und ihr gesamtes Team fast unvermeidlich treten, ist die Selbstverständlichkeit im Sinne einer professionellen Abgeklärtheit. Der Tierhalter fühlt in solchen Fällen, dass ihm zuwenig Empathie entgegengebracht wird. Für die meisten Tierärzte und ihr Team ist es normaler Alltag, und das bereits seit Beginn des Studiums, den größten Teil des Tages mit Kollegen zu teilen und sich intensiv mit allen Facetten der Tiermedizin zu beschäftigen. Daraus ergibt sich ein veränderter Blick auf den täglichen Umgang mit den kranken Tieren. Für die Besitzer ist in den meisten Fällen, gerade wenn es sich um eine ernstere Erkrankung handelt, die Krankheit ihres Tieres etwas sehr Überraschendes und Neues, was sie nicht einschätzen können. Das stellt viele Besitzer vor eine emotionale Herausforderung. Tierärzte gehen natürlich viel selbstverständlicher mit Erkrankungen ihrer Patienten um als Besitzer das können. Sie haben schließlich alltäglich mit vielen, teilweise auch schlimmen Krankheiten zu tun. Die Kommunikationsfalle, die dabei entsteht, ist die Tatsache, dass hier zwei Welten aufeinander treffen: der Profi und ein besorgter Tierhalter mit seinem Schützling. Es besteht die Gefahr, dass die Praxis Tier und Mensch im schlechtesten Fall lediglich auf ein Krankheitsbild ohne Namen reduziert und den Besitzer als Menschen mit akuter, meist großer Sorge nicht mit einbezieht. Selbst Kleinigkeiten können helfen, um diesem Eindruck ein wenig entgegenzuwirken. Beispielsweise empfiehlt es sich, auch innerhalb des Teams, die Tiere immer bei ihrem Namen zu nennen und nicht als »die Lahmheit« zu bezeichnen.

2.1.2 »Das ist doch kein Notfall!«

Besonders sensibel ist der Umgang mit und die Einschätzung von Notfällen. Was für einen Tierbesitzer ein Notfall sein kann, wird im tierärztlichen Alltag oft nicht so eingeschätzt. Das mag so auch richtig sein, aber selbstverständlich möchte bzw. sollte dies der Patientenbesitzer nicht 1:1 so hören.

> **Fallbeispiel**
>
> Ein Besitzer ruft sehr erregt in einer Praxis an, am Freitagabend. Er trägt das Problem vor, dass sein Hund nun schon seit drei Tagen Durchfall habe.
> In einem anderen Fall ruft ein aufgeregter Besitzer an, der unbedingt sofort vorbeikommen will, da sein Hund eine Zecke hat.
> In solchen Fällen fällt, zumindest intern, immer wieder mal der Satz:
> ☺ »Das ist doch kein Notfall!«

2.1 Selbstverständlichkeit

Manchmal wird so eine Aussage sogar von einem abfälligen Ton begleitet. Als Tierarzt sollten Sie hier sehr aufmerksam reagieren, denn diese Einstellung ist kundenfeindlich. Natürlich handelt es sich in beiden Fällen aus rein medizinischer Sicht nicht um einen Notfall, dennoch sollten Sie die Sicht des Tierbesitzers auch in einem solchen Fall berücksichtigen und sensibel interagieren.

Zu Ihrem Team, das miteinander den tiermedizinischen Alltag teilt, kommen jeden Tag kranke, z. T. schwer kranke, Tiere in die Praxen und Kliniken. Aufgrund dieser Routine lernt man mit zunehmender Erfahrung zu unterscheiden. Aus dieser erworbenen Einschätzungsfähigkeit entsteht ganz natürlich und nachvollziehbar eine professionelle Abgeklärtheit. Sie wird auch gebraucht, um diesen Alltag emotional zu überstehen. Diese Abgeklärtheit steht wiederum den Besitzern in keiner Weise zur Verfügung, ganz im Gegenteil. So treffen beim Einschätzen von Notfällen immer wieder zwei Einstellungen aufeinander, die durch eine kommunikative Brücke verbunden werden müssen und können.

Diese Brücke zu bauen ist Aufgabe des Tierarztes. Er sollte sich dies immer wieder bewusst machen, indem er einfühlsam und empathisch die Situation des Besitzers erfasst und sich über sein eigenes Erleben hinwegsetzt (Kap. 3.1). Versäumt der Tierarzt, die Erwartungen des Tierhalters einzubeziehen (Kap. 1.5.1), kommt es gerade an dieser Stelle zu den intensivsten und möglicherweise folgenreichsten Beschwerden. Wie bereits oben beschrieben, wird dieser Einstellungsunterschied sich in der Kommunikation wesentlich deutlicher machen, als dem Tierarzt bewusst und lieb ist. In dieser, für den Besitzer sehr emotionalen, Situation wird das »Ohr auf der Beziehungsebene« nämlich riesengroß und sensibel für jede Nuance des Senders (Kap. 1.4).

Es kann sehr schnell passieren, meistens zur großen Verwunderung des Tierarztes, dass der Besitzer sich nicht ernst genommen fühlt. Was ja auch stimmt, denn der Tierarzt teilt die Einschätzung des Besitzers zu diesem Notfall nicht. Dieses Einschätzungsgefälle wird beim Sender, dem Patientenbesitzer, eben auch so wahrgenommen und trifft damit mitten in eine extreme Stresssituation für den Besitzer. Aus dem persönlichen Erleben weiß man selbst sehr gut, wie man reagiert, wenn man sich in einer sehr emotionalen Situation nicht ernst genommen fühlt.

Im Internet liest der Tierarzt dann hinterher, dass der »armen Maus« in dieser Praxis nicht geholfen wurde, aber dass glücklicher Weise ein anderer Tierarzt mit dem »Herz am richtigen Fleck« gefunden wurde, der dem »armen Tier« in »seiner Not« zur Seite stand.

Manchmal kann es auch zu Unzufriedenheiten seitens der Tierhalter führen, wenn die Kommunikation auf der Sachebene mit den vermeintlich richtigen Worten, jedoch sehr abweisend, geführt wurde:

☺ »Das ist kein Notfall, aber wenn Sie unbedingt kommen wollen...«

Eine bessere Variante wäre in diesem Fall folgende Reaktion:

☺ »Selbstverständlich können Sie gerne sofort vorbeikommen, wenn Sie sich Sorgen machen, aber eine Zecke ist aus medizinischer Sicht nichts, worüber Sie ernsthaft besorgt sein müssten. Eine Ansteckung mit Borreliose beispielsweise, erfolgt, wenn überhaupt, dann erst nach ca. 40 Stunden Verweildauer am Tier. Aber wie gesagt, wenn es Ihnen wichtig ist, dann können Sie gerne jetzt kommen oder wir machen einen Termin gleich am Montagmorgen aus.«

Für den Tierarzt und sein Team ergibt sich die Notwendigkeit, jeden Tag neu zu überprüfen, ob die Kommunikation den grundlegenden Unterschied zwischen professionellem Tierhelfer und Tierhalter entsprechend berücksichtigt. Hilfreich kann hier eine Teamsitzung zu dem Thema sein, um einmal gemeinsam zu besprechen, wie jeder einzelne diese Aufgabenstellung beurteilt (Kap. 3).

Übung

Organisieren Sie eine Teamsitzung zum Thema »Kommunikation bei Notfällen«.
- Besprechen Sie mit Ihren Kollegen und Mitarbeitern, wie in Ihrer Praxis konkret auf vermeintliche und echte Notfälle eingegangen wird, indem Sie für die wirklichen Notfälle einen Notfallablauf definieren. Wie genau soll ein Notfall vom Telefon bis zur direkten Versorgung abgearbeitet werden.
Zum Umgang mit den »vermeintlichen« Notfällen, die lediglich aus Besitzersicht einen Notfall darstellen, empfiehlt sich eine Diskussion zu diesem Thema. Eine Person sollte allerdings die Haltung der Besitzersicht einnehmen. Die Diskussion sollte am Ende zu mehr Verständnis für die Besitzer führen.
- Wie sollte die Assistentin am Empfangstresen/Telefon reagieren?
- Erarbeiten Sie gemeinsam einen Ablaufplan: Wie genau sollen welche Personen reagieren.
- Diskutieren Sie das Thema »Selbstverständlichkeit« und den künftigen Umgang damit. Regen Sie die Mitarbeiter diesbezüglich zur Selbstreflexion an.
- Üben Sie in Rollenspielen mit Ihren Kollegen, wie man mit schwierigen Kunden bzw. in Extremsituationen kommunizieren kann.

Ziel dieser Besprechung sollte sein, zu einer Definition zu kommen, die folgendermaßen lautet:

 Was ein Notfall ist, definieren immer die Tierbesitzer.

2.1 Selbstverständlichkeit

Die Kommunikation am Tresen oder am Telefon sollte in solchen Fällen bestenfalls folgendermaßen lauten:

☺ »Sie kennen Ihr Tier am besten, wenn Sie sich Sorgen machen, kommen Sie auf jeden Fall vorbei.«

☺ »Selbstverständlich können Sie sofort kommen, wenn Sie sich Sorgen um Ihr Tier machen.«

Zum Aufbau eines Kundenstamms und zur sicheren Kundenbindung ist diese oben genannte Haltung in jedem Fall das Optimum. Ihnen bekannten Kunden und ihren Stammkunden sollten Sie deshalb auch einen sofortigen Termin unbedingt einräumen.

Sicherlich gibt es immer wieder Kunden, die versuchen könnten, die Sprechzeiten in der Woche zu umgehen, weil es aus ihrer Sicht bequemer ist, am Wochenende einen Notfall vorzutäuschen. In den meisten Fällen erledigt sich der Notfall von alleine, wenn auf den von der GOT vorgesehenen Notfallzuschlag hingewiesen wird.

Sind Sie der Meinung, dass es sich aus medizinischer Sicht wirklich nicht um einen Notfall handelt, und es durchaus ausreichend ist, den Patienten noch nach dem Wochenende einzubestellen, dann sollten Sie die Situation im Sinne des oben beschriebenen Zeckenbeispiels lösen.

2.1.3 »Fachchinesisch«

Aus den gleichen Gründen wie bei der berufsbedingten unterschiedlichen Wahrnehmung der Situation, wie oben beschrieben, kommt es sehr häufig zu einer weiteren Kommunikationsfalle, der sogenannten Verwendung von »Fachchinesisch«. Viele Tierärzte sagen auch »… auf Schlau heißt das …«, wobei die Formulierung andeutet, dass zumindest vorher der Versuch stattgefunden hat, eine für den Besitzer verständliche Formulierung zu finden.

Die Falle liegt in der zu häufigen oder dauerhaften Verwendung von Fremdwörtern, die der Besitzer nicht kennt. Verständlicherweise ist es sehr wichtig, dass die Besitzer genau verstehen, was mit ihrem Tier los ist. Mit nachvollziehbaren Erklärungen schafft der Tierarzt es, den Patientenbesitzer zu beruhigen. Der Tierarzt benötigt schließlich einen Tierhalter, der entscheidungsfähig ist und das gemeinsame Vorgehen mitträgt.

Darüber hinaus schafft die Verwendung einer unverständlichen Fachsprache eine eigentlich nicht gewünschte Distanz zum Tierbesitzer. Das Ziel des Tierarztes sollte immer das Gegenteil sein: Eine natürliche Nähe zum Patientenbesitzer, die ihre Balance in einer gleichzeitigen, zumeist punktuellen, professionellen Distanz findet.

2.1.4 Betriebsblindheit

Die Selbstverständlichkeit des tierärztlichen Alltags beinhaltet noch eine weitere Falle, die große Auswirkungen auf die gesamte Praxis haben kann. Eine Folge davon ist die kaum zu vermeidende Betriebsblindheit, die dazu führen kann, dass sämtliche Mängel in der Praxis, die z. B. auf der Hygieneebene bestehen können, vom gesamten Praxispersonal übersehen werden. Bestimmte Praxisabläufe werden nicht mehr hinterfragt, obwohl sie letztlich mehr Arbeit machen als nötig. Alle gehen ganz selbstverständlich nach dem Motto: »haben wir doch immer schon so gemacht« darüber hinweg.

Eine Vorgehensweise gegen diese Form der Betriebsblindheit durch selbstverständliche, nicht hinterfragte Routine ist die »Kundenreise«, die in Kapitel 4 beschrieben wird.

2.2 Pauschalisierung

Pauschalurteile sind weitere knifflige Kommunikationsfallen. Entweder sind es die eigenen Pauschalurteile, die man gegenüber den Tierhaltern hat, oder es sind die Pauschalisierungen denen man von Tierhalterseite aus ausgesetzt ist. Zu den letzteren gehören z. B. Pauschalisierungen, wie:

»Sie sind kein guter Tierarzt.«

Das kommt zwar selten vor, aber bleibt auch genauso selten ohne Wirkung. Welcher Tierarzt wäre da nicht betroffen. Es ist ratsam, hier eine distanzierte Haltung, im Sinne von Bei-sich-bleiben (Kap. 3.9) einzunehmen. Möglicherweise weist diese Aussage auch auf einen Missstand hin, den es genauso zu klären gilt wie eine Beschwerde.

Fragen Sie den Besitzer in einer solchen Situation also ganz ruhig, wie er zu dieser Einschätzung gekommen ist.

☺ Darf ich fragen, wie Sie zu dieser Einschätzung gelangen und was sie so verärgert hat?

Vielleicht liegt ein Missverständnis vor, welches sich in dem sich daraus entwickelnden Austausch klären lässt.

Sehr häufig ist man auch mit der folgenden pauschalen Aussage konfrontiert:
»Das ist aber teuer.«

Auch diese Pauschalisierung der Kosten verfehlt selten ihre Wirkung auf den behandelnden Tierarzt. In dieser Aussage treffen unterschiedliche Einstellungen, Standpunkte und Erwartungen der Kunden und der Tierärzte aufeinander. Deswegen lohnt es sich, diese Pauschalaussage einmal einer genaueren Betrachtung zu unterziehen. Zu allererst handelt es sich bei der Aussage um eine persönliche Äußerung im Sinne einer Verhältnismäßigkeit und damit letztlich um eine

2.2 Pauschalisierung

Beschwerde. Selbstverständlich sollte jede Beschwerde der Praxis gegenüber ernst genommen werden, also auch eine derartige. Nichtsdestotrotz handelt es sich bei dem Begriff »teuer« um etwas, was im Verhältnis zu etwas anderem, vergleichbarem, überbewertet erscheint.

Insofern muss es eine vergleichbare, andere tierärztliche Leistung geben, die Grund für diese Beschwerde bietet, oder es liegt eine andere, mit der Art der Leistungserbringung im Zusammenhang stehende Beschwerde vor. Deshalb ist es wichtig, sich selbst und den gesamten Ablauf der Behandlung zumindest einmal in Frage zu stellen und dies möglicherweise auch gegenüber dem Kunden zu äußern.

☺ »Waren Sie mit irgendetwas nicht zufrieden?«

Damit integriert der Tierarzt den Patientenbesitzer in einen Lösungsansatz. Der Tierarzt kann sich dadurch aus der, ihm aufgedrängten, Rechtfertigungshaltung befreien. Der Besitzer fühlt sich durch diese kleine rhetorische Taktik ernst genommen, seine Meinung wird schließlich erfragt und dabei wird der »schwarze Peter« an ihn zurück gereicht.

In diesem Zusammenhang bietet sich noch eine weitere mögliche Frage an, mit der der Tierarzt dem »Zu teuer«-Vorwurf begegnen kann, oder die sich zumindest der Tierarzt selbst in Hinblick auf die Einstellungsüberprüfung stellen könnte:

☺ »Womit vergleichen Sie diesen Preis?«

☺ »Womit vergleichen Sie mich?«

Diese Fragen dienen u. a. der eigenen Überprüfung, um nicht in diese, von dem Kunden gestellte, Falle zu geraten. So geht der Tierarzt nicht auf eine Pauschalaussage eines Besitzers ein, indem z. B. spontan ein Rabatt gewährt wird. Diese Falle wird vor allem funktionieren, wenn die eigene Einstellung zu der Wertigkeit der eigenen Leistungserbringung nicht passt, also auch das eigene Gefühl sagt, dass die Praxis zu teuer ist. Letztlich sind sich dann Kunde und Tierarzt einig. Das wird Auswirkungen auf die Kommunikation nehmen und genau dort verbirgt sich die Falle.

Es kann sich lohnen, den gesamten Ablauf der Leistungserbringung einmal zu überprüfen. Ein häufig anzutreffender Fehler ist z. B. eine fehlende Kostenkommunikation durch den Tierarzt während der Behandlung. Damit findet der erste Kontakt mit der Höhe der Rechnung erst an der Anmeldung statt. Das sollte grundlegend vermieden werden, weil gerade die Überraschung ein Teil dieser pauschalen Beschwerde »teuer« sein kann.

Insofern ist es wichtig, dass der Tierarzt, idealerweise vor der Behandlung des Tieres, die dafür anfallenden Kosten bespricht, mindestens aber nach Abschluss der Behandlung die Gesamthöhe der angefallenen Kosten auf der Rechnung.

Folgende Gründe sprechen dafür, dass die Tierärzte und nicht die Tierärztlichen Fachangestellten diese Kommunikation übernehmen:
- Der Tierarzt ist bei bestehenden Fragen zur Rechnung der einzige Ansprechpartner, der adäquat darüber Auskunft geben kann, warum und auf welche Weise eine Leistung erbracht wurde.
- Weiterhin ist die Anmeldung aufgrund ihrer meist recht exponierten Lage kein idealer Ort, um Diskussionen über Preise oder vermeintlich hohe Kosten zu führen. Bestimmte Beschwerden gehören in einen geschlossenen Rahmen wie den Behandlungsraum und sind am leichtesten durch einen Tierarzt aufzulösen.
- Kunden neigen in den meisten Fällen dazu, ihre Beschwerde mit dem Tierarzt eher auf der Sachebene zu diskutieren, als sie dies mit Tiermedizinischen Fachangestellten tun.

Diese Zusammenhänge sollte sich der Tierarzt im Rahmen der Teamarbeit zu Nutze machen.

2.3 Das Bild vom Anderen

Unser Gegenüber beeinflusst uns in jedem Fall bereits auf der nonverbalen Ebene – ob wir wollen oder nicht. Hier gibt es verschiedene klassische Fallen, in die man geraten kann und die im Folgenden beschrieben werden sollen.

Halo-Effekt

Der sogenannte Sympathiefehler oder Halo-Effekt geht von der Möglichkeit aus, dass die normale Einschätzung gegenüber Menschen durch einen bestimmten, auf der unbewussten Ebene liegenden, Sympathie- oder Antipathie-Effekt überdeckt wird. Dieser Effekt kann alles andere überstrahlen.

Durch den sogenannten Antipathie-Effekt, kann es vorkommen, dass wir jemanden aufgrund bestimmter Merkmale, die wir lediglich unbewusst wahrnehmen, auf den ersten Eindruck nicht mögen oder sogar ablehnen. Dies kann z. B. eine Übertragung von einer Person aus unserer Vergangenheit sein. Bestimmte Merkmale erinnern uns in der konkreten Situation an diesen Menschen, ohne dass uns dieser Vorgang bewusst wäre. Letztlich handelt es sich um eine Art Verwechselung, die aber nicht selten vorkommt.

Die Auswirkungen für den Tierarzt sind, dass sich diese Haltung einem bestimmten Kunden oder Mitarbeiter gegenüber in der Kommunikation bemerkbar machen wird. Das kann die Situation unbegründet negativ beeinflussen. Somit ergibt sich die Aufgabenstellung für den Alltag, seine eigene Wahrnehmung immer wieder dahingehend zu überprüfen und ggf. in Frage zu stellen.

2.3 Das Bild vom Anderen

Rollenerwartungen

Des Weiteren findet zwischen Tierarzt und Tierbesitzer häufig eine gegenseitige Beeinflussung über bestimmte Rollenerwartungen und einen daraus resultierenden Erwartungsdruck statt. Wie bereits in Kapitel 1 beschrieben, bringen Besitzer eine bestimme Rollenerwartung mit in die Praxis oder den Stall. Sie haben eine ganz bestimmte, aber immer individuelle, Erwartungshaltung, wie ein Tierarzt sich grundlegend und auch ganz speziell verhalten sollte. Andersherum kann aber auch der Tierarzt bestimmte Erwartungshaltungen gegenüber den Kunden zum Ausdruck bringen, z. B. in Bezug auf Haltungsbedingungen oder Ernährung. Das betrifft auch die grundlegende Einstellung zum Tier, die beim Tierarzt, wie bereits besprochen, deutlich selbstverständlicher, professioneller ausfällt (Kap. 1.5). Diese konkreten Erwartungshaltungen beeinflussen wiederum die Kommunikation auf beiden Seiten und führen deshalb immer wieder zu Missverständnissen und einen gewissen Erwartungsdruck, der natürlich nicht direkt ausgesprochen wird, sondern eher in Nebensätzen zum Ausdruck kommt. Auf Seiten der Tierhalter kann das z. B. die unausgesprochene Erwartungshaltung an den Tierarzt sein, die tierärztlichen Leistung doch eher aus reiner Tierliebe zu erbringen und nicht aus monetären Motiven. Diese Falle schnappt nur allzu leicht zu und sollte deshalb im Vorfeld als Möglichkeit im Kundengespräch bedacht werden. Hier heißt es, bei sich zu bleiben und einen sachlichen Standpunkt einzunehmen (Kap. 3.9).

Schubladendenken

Eine weitere große Falle in Bezug auf das Bild vom Anderen ist die sogenannte Kategorisierung. Die Kunden werden über ihr Erscheinungsbild eingeschätzt und in »Schubladen« sortiert. Dieses Verhalten ist völlig menschlich. Wir alle tun das tagtäglich mit unseren Mitmenschen und werden es auch selbst, anhand des sogenannten ersten Eindrucks. Mithilfe unseres persönlichen »Einschätzungsalgorithmus« schätzen wir ein, mit wem wir es zu tun haben. Hierbei handelt es sich also um ein grundlegend natürliches Verhalten, das aber unbewußt abläuft und oft auch Sinn macht. Aber eben nicht immer.

In der Praxis zeigen sich Beispiele, in denen diese Einschätzung zum Problem werden kann, z. B. wenn aufgrund einer bestimmten persönlichen Einschätzung Kunden einzelne tiermedizinische Leistungen erst gar nicht angeboten werden. Selbstverständlich beruht die Meinung des Tierarztes immer auf einer bestimmten Erfahrung, die ihn schon vorab zu dem Schluss kommen lässt, dass dieser Kunde sich das MRT für sein Tier nicht leisten kann oder will. Hier sollte man seine Gedanken und vorschnellen Rückschlüsse immer wieder infrage stellen und die eigene Wahrnehmung kritisch unter die Lupe nehmen. Jeder Kunde und jede Situation ist anders. Daraus folgt, dass derartige Einschätzungen häufig keinen Sinn machen, sondern manchmal sogar das Gegenteil bewirken, wenn

z. B. ein Kollege im Rahmen einer zweiten Meinung diese Leistung anbietet. Jeder Kunde sollte mit dem Blick auf die tiermedizinisch korrekte Indikation, unabhängig von Alter und Aussehen aufgeklärt werden.

 Jeder Kunde sollte, unabhängig von Alter und Aussehen, dahingehend beraten und aufgeklärt werden, wie sein Tier optimal behandelt werden kann.

Fallbeispiel

Ein Pferdetierarzt in der Außenpraxis fährt einen Hof mit fünf erkrankten Ponys an, der auf den ersten Blick etwas ärmlich wirkt. Auch die Halterin der Ponys, eine ältere Dame, wirkte auf den Tierarzt in der gleichen Weise, sodass er zu dem Schluss kam, dass die finanziellen Mittel zur korrekten medizinischen Versorgung der Ponys sicher nicht vorhanden wären. Er ließ sich auf Basis dieser Einschätzung zu folgender Aussage verleiten: »Wenn wir alle Ponys richtig behandeln wollen, können Sie das bestimmt nicht bezahlen.« Woraufhin die ältere Dame sehr empört entgegnete: »Woher wollen Sie wissen, was ich mir leisten kann oder will. Meine Ponys sind das Allerwichtigste, was ich habe. Ich würde alles für sie tun.«
Die ältere Dame hat sich daraufhin einen anderen Tierarzt gesucht.

Hier ist der Tierarzt nicht nur seinem eigenen Schubladendenken erlegen, er hat sich zudem auch noch unglücklich ausgedrückt. Er hätte in diesem Falle frei von jeglichen Vorurteilen die medizinisch korrekte bzw. notwendige Behandlung anbieten sollen. Sollte sich dann im weitern Gespräch herausstellen, dass dies finanziell nicht möglich und machbar ist, hätte er sich vorsichtig vorantasten können, um letztendlich eine finanziell und medizinisch vertretbare Lösung zu finden und anzubieten (Kap. 5).

Fallbeispiel

Eine ältere Dame wird mit ihrem Hund von ihrer Haustierärztin in eine Klinik für eine MRT-Untersuchung überwiesen. Die Dame äußert diesen Umstand gegenüber der Klinik nicht.
Die junge Assistentin kam nach der Allgemeinuntersuchung auch zu der Einschätzung, dass eine MRT-Untersuchung das diagnostische Mittel der Wahl wäre. Sie hielt diese Einschätzung gegenüber der Dame aber zurück, weil sie der Meinung war, dass diese Untersuchung für die Dame nicht in Frage kommen würde. Der Hund und die Dame gingen daraufhin symptombezogen behandelt wieder nach Hause. Dies zog eine massive Beschwerde der Haustierärztin nach sich.

Selektive Wahrnehmung

Die selektive Wahrnehmung ist ein psychologisches Phänomen, bei dem nur bestimmte Aspekte der Umwelt wahrgenommen und andere ausgeblendet werden. Bei der selektiven Wahrnehmung handelt es sich um die unbewusste Suche nach Mustern, um die Fülle an Informationen überhaupt bewältigen zu können. Argumente, die die eigene Position stützen, werden stärker wahrgenommen als solche, die sie beschädigen. Die Auswahl der wahrgenommenen Sinneseindrücke wird von verschiedenen Faktoren beeinflusst, wie etwa Alltagserfahrungen, Erwartungen, Einstellungen und Interessen. Möchte man sich z. B. ein neues Auto anschaffen, wird man im Alltag viel häufiger genau das Modell wahrnehmen, das man in der näheren Wahl hat, als vor dieser Entscheidung.

Im Berufsalltag deutet viel auf ein Phänomen der selektiven Wahrnehmung hin, wenn wir auf ein bestimmtes Thema quasi fixiert sind. Dann werden bestimmte Informationen herausgefiltert und Aussagen zu diesem Thema können regelrecht zu einem Reizthema werden. Vielleicht nimmt das gesamte Team Zusammenhänge dadurch verstärkt wahr und andere Situationen, in eigentlich höherer Intensität, werden überhaupt nicht mehr erkannt oder nur noch spärlich bemerkt. Es scheint, als hätten alle eine gefärbte Brille auf, die nur noch bestimmte, meist leider dunkle, Farben durchlässt.

Im tierärztlichen Alltag typische Situationen sind z. B.
- eine temporäre Häufung von Tieren, die sterben. Das trübt die Wahrnehmung auf die eigentlich viel höhere Anzahl der geheilten Tiere oder
- die Konzentration auf einen vermeintlich hohen Anteil schwieriger Kunden (»Die Kunden sind alle sowieso …«). Die vielen Patientenbesitzer, die zufrieden und glücklich mit der Behandlung und »ihrem« Tierarzt sind, werden nicht wahrgenommen.

2.4 Zeitmanagement

Auf den ersten Blick hat Zeitmanagement erst einmal nicht so viel mit Kommunikation zu tun. Auf den zweiten Blick wird jedoch deutlich, wie stark diese beiden Faktoren voneinander abhängig sind, und dass Zeitmangel durchaus negative Auswirkungen auf die Kommunikation haben kann.

Zeit ist ein großes und elementares Thema in der Tiermedizin. Auch für Tiermediziner hat der Tag nur 24 Stunden, was mancher Tierarzt beklagt, der sich Zeit für seine Patienten und ihre Besitzer nehmen möchte.

Wenn die Zeit drängt, beeinflusst das meistens die Art der Kommunikation. Das gilt für die Kleintiersprechstunde, weil zu viele Patienten ohne Termin die Klinik aufsuchen, genauso wie für die Pferdepraxis im Stall, weil ein nicht eingeplanter Pferdebesitzer um Rat fragt, den wir nicht enttäuschen wollen.

Auf der nonverbalen Ebene besteht die Gefahr, dass der Tierarzt gehetzt wirkt. Damit wird er dem Tierhalter in einem wichtigen Qualitätsmerkmal nicht gerecht. Tierhalter wünschen sich einen Tierarzt, der sich Zeit nimmt und ruhig mit ihren Tieren umgeht. Die andere Ebene, die von Zeitmangel berührt wird, ist die verbale Ebene, wenn schon die formale Aufklärung unter Umständen leidet. Das kann sich wiederum auf die Qualität der eigentlichen tierärztlichen Leistung auswirken, indem bestimmte Leistungen aufgrund von Zeitmangel nicht besprochen und angeboten werden. Dann gibt sich der Tierarzt mit einfachen Anwendungen, die nicht so viel Zeit brauchen, zufrieden. Das hat zuletzt nicht nur Auswirkungen auf die medizinische Qualität, sondern darüber hinaus deutliche Auswirkungen auf den Umsatz.

Insofern ist das Zeitmanagement nicht nur für sich allein genommen bereits ein wichtiges Thema, sondern unter Umständen eine zusätzliche Kommunikationsfalle, auf die man achten sollte.

Auch wenn die Zeit tatsächlich knapp ist, sollte die Darstellung dieses Zeitmangels dem Kunden gegenüber vermieden werden. In Bezug auf die Zeitwahrnehmung kommt es auch für den Kunden nicht zwingend auf die reale Zeit an, die sich der Tierarzt nimmt. Sehr wichtig sind vor allem seine Ausstrahlung und sein Auftreten gegenüber dem Tierhalter.
- Ist der Tierarzt präsent?
- Spricht er konzentriert mit dem Tierhalter?
- Untersucht er das Tier ruhig und angemessen?

Für den Tierarzt kann es hilfreich sein, sich nach jeder Behandlung zu sammeln und auf den nächsten Fall zu konzentrieren. Dazu reichen manchmal Sekunden.

Übung

Schaffen Sie nach jeder Behandlung eine Zäsur, in der Sie sich kurz sammeln und, wenn möglich, auf den nächsten Patienten vorbereiten.

2.5 Klassiker und Killerphrasen in der Kommunikation

Es gibt Formulierungen, die den Verlauf jeder Kommunikation auf Anhieb verschlechtern. Leider hört man sie manchmal auch in der tierärztlichen Praxis. Hierbei handelt es sich um Formulierungen oder Reizworte, die dem Tierhalter eine bestimmte Haltung signalisieren. Manchmal wird auch etwas unüberlegt dahergesagt und bedeutet genau das Gegenteil dessen, was beabsichtigt ist. Oft

2.5 Klassiker und Killerphrasen in der Kommunikation

ist dem Sprecher nicht bewusst, was er damit auslöst. Anhand von Beispielen lässt sich gut nachvollziehen, was einige Äußerungen bewirken.

Die Formulierungen zeigen auch, warum die Art und Weise der persönlichen Einstellung zur gesamten Dienstleistungserbringung und damit gegenüber jedem einzelnen Kunden so wichtig ist (Kap. 2.1).

»Sowieso« Wenn man in der Kommunikation eine Falle stellen will, funktionieren Pauschalisierungen sehr sicher. Ein Vorwurf, der mit »sowieso« verbunden wird, ist ein sicherer Garant für eine negative Beeinflussung eines Kommunikationsprozesses.

☹ »Tierärzte sind sowieso …«

»Immer und nie« Eigentlich gibt es »immer« und »nie« in dieser Konsequenz im Alltag nicht. Bei beiden Worten handelt es sich um ungerechtfertigte Pauschalvorwürfe.

☹ »Immer machen Sie alles falsch …«

☹ »Immer kommen die Kunden erst so spät …«

»Sehen Sie, …« Von offensichtlicher oder verdeckter Rechthaberei ist grundlegend abzuraten. Das bringt den Tierhalter unnötig gegen den Tierarzt auf. Niemand wird gerne auf sein eigenes Unvermögen hingewiesen.

☹ »Sehen Sie, ich habe Ihnen gleich gesagt, dass wir ein Blutbild hätten machen sollen.«

»Wenn Sie/du meinen/meinst …« Die damit geäußerte Einstellung, deutet darauf hin, dass demjenigen etwas egal ist, kann aber auch einen versteckten Vorwurf enthalten …

☹ »Wenn Sie meinen, dass dieses homöopathische Mittel Ihrem Tier besser hilft …«

☹ »Wenn du meinst, dann mache ich den Schreibkram eben später …«

Offensichtliches Desinteresse ist auf der nonverbalen Kommunikationsebene eine Kommunikationsfalle, die den Kunden respektlos behandelt. In der Praxis erleben Patientenbesitzer hin und wieder einen Tierarzt, der noch in seinen Computer vertieft ist, wenn sie bereits den Behandlungsraum betreten haben. Besser ist es, wenn der Tierarzt kurz aufblickt und sagt:

☺ Entschuldigen Sie bitte, ich habe gleich für Sie und Ihr Tier Zeit. Ich schreiben eben nur noch meine Dokumentation zu Ende.

Unfreundliche oder unpersönliche Ansprache   Schon die Frage nach dem Namen kann zu einiger Irritation bei den Besitzern führen, oder aber zu einer spitzen Antwort wie: Ich bin zwar noch nicht gestorben, aber ich heiße……

☹ »Wie war noch mal Ihr Name?«

Diese Art der Formulierung wird manchmal als unfreundlich empfunden. Besser formulieren Sie:

☺ »Verzeihen Sie, ich habe Ihren Namen nicht richtig verstanden.«

☺ Würden Sie mir noch einmal sagen, wie …«

Bewusste Unfreundlichkeit   Extra gewählte unhöfliche Pseudoantworten stehen in der internen Kommunikation für sich. Sie werden in den meisten Fällen als reine Provokation wahrgenommen.

☹ »Ja, ja …« »Ja, aber…«

Vorgetäuschte Ahnungslosigkeit   Einige Formulierungen deuten darauf hin, dass der Tierarzt keine weiteren Mühen unternehmen möchte, dem Fragenden noch mit einer Antwort weiterzuhelfen.

☹ »Dazu kann ich Ihnen auch nichts sagen.«

Sicher gibt es immer wieder Situationen, die Unwillen hervorrufen, trotzdem sollte sich der Tierarzt diese Blöße nicht geben und weiterhin aktiv das Gespräch beeinflussen (s. Beispiele zur wirklichen Ahnungslosigkeit).

Wirkliche Ahnungslosigkeit   Man sollte Formulierungen nicht verwenden, die ausdrücken, dass man etwas nicht kann. Sie sind meist nicht wahr und können unwillig wirken.

☹ »Das weiß ich nicht, da kann ich Ihnen nicht weiterhelfen.«

Man kann immer helfen, allein indem man anbietet, einen Kollegen zu fragen. Ebenso kann man sich informieren und wieder melden.

☺ »Diese Frage kann ich Ihnen momentan nicht ganz sicher beantworten. Ich werde dazu Rücksprache mit meinem Kollegen halten und mich dann sofort wieder bei Ihnen melden.«

☺ »Die Ergebnisse der Untersuchungen liegen uns noch nicht vor, wir melden uns bei Ihnen sobald wir mehr wissen und rufen Sie dann direkt zurück.«

2.5 Klassiker und Killerphrasen in der Kommunikation

☺ »Das ist wirklich ein sehr seltenes Krankheitsbild. Ich werde dazu Kollegen befragen und Spezialliteratur heranziehen. Lassen Sie uns einen Termin für nächste Woche vereinbaren, um dann die weiteren Schritte zu besprechen.«

Ausreden Bei diesen Formulierungen handelt es sich letztlich um Ausreden oder ausweichendes Verhalten, die den Tierhalter nicht zufriedenstellen, weil sie sein Problem nicht lösen werden. Besser wäre es, wenn nötig, sich zu entschuldigen, oder sich um das Anliegen zu kümmern.

☹ »Das kann schon mal vorkommen.«

☹ »Das müssen Sie schon entschuldigen.«

☹ »Dafür kann ich doch nichts.«

☹ »Dafür bin ich nicht zuständig.«

☹ »Das haben wir schon immer so gemacht.«

☹ »Das kann ich mir gar nicht vorstellen.«

Zusammenfassend lässt sich feststellen, dass jedes Gespräch Fallen haben kann. Das ist nicht schlimm, wenn man sich dessen bewusst ist und mögliche Gegenmaßnahmen parat hat (Tab. 2-1).

Tab. 2-1 Kommunikationsfallen

Falle	Wirksame Gegenmaßnahme
Selbstverständlichkeit	Selbstwahrnehmung überprüfen
Fachchinesisch	Einfache Sprache
Betriebsblindheit	Kundenreise
Pauschalisierung	Selbstreflexion und Einstellung
Das Bild vom Anderen	Einschätzungen infrage stellen
Zeitmanagement	Zeitplanung überprüfen
Killerphrasen	Sprache beobachten

3 Grundlagen der erfolgreichen Kundenkommunikation

3.1 Empathie

Frei nach Henry Ford ist das grundlegende Geheimnis des Erfolges, den Standpunkt des Anderen zu verstehen. Das gilt auch für den Tierarzt. Deswegen ist die Empathie eine grundlegende Voraussetzung für erfolgreiche Kommunikation. Wir sollten emphatisch sein, das wissen wir. Aber nicht in jedem Fall ist klar, was wirklich hinter dem Begriff steckt. Häufig wird in der Praxis alles unter dem Begriff Empathie subsumiert, was im weitesten Sinn mit Kundenbeziehungen zu tun hat. Da es sich aber tatsächlich um eine wichtige Eigenschaft handelt, lohnt sich eine genauere Betrachtung. In verschiedenen Situationen des tiermedizinischen Alltags ist es nötig, empathisch zu sein. In bestimmten Situationen aber auch gerade nicht, was im Verlauf des Kapitels noch gezeigt wird.

Folgendes sagt der Duden »Das Fremdwörterbuch« dazu:

> **Definition**
> »**Empathie** bezeichnet die Fähigkeit und Bereitschaft, sich in die Einstellung oder Situation anderer Menschen einzufühlen.«

Zur Empathie gehört, auf die Gefühle anderer sinnvoll einzugehen. Es ist die Fähigkeit, sich in andere Menschen hineinzuversetzen und zu verstehen, wie sich jemand in einer bestimmten Situation fühlt und was er denkt. Daraus ergibt sich, wie er handelt. Eine Aufgabe des Tierarztes ist, seine Kunden, die Tierbesitzer, zu verstehen. Er sollte ihre Sorgen, Ängste, Gefühle und Reaktionen zu bestimmten Situationen erkennen, respektieren und nachvollziehen können. Das kann manchmal schwer fallen. Empathisch zu sein bedeutet jedoch nicht, mit dem Tierhalter in allen Punkten einverstanden zu sein.

Die Praxis zeigt, dass es verschiedene Fallstricke gibt, in die der Tierarzt geraten kann. Empathie ist nötig, um zu erkennen, was der jeweilige Kunde gerade braucht. Damit wird er genau da abgeholt, wo er gerade steht. Jeder Kunde und jede Situation erfordern eine veränderte Kommunikation. Der sonst so rationale Jäger reagiert in einer für seinen Hund lebensbedrohlichen Situation beispielsweise ganz anders, als die Praxismitarbeiter das bisher gewohnt waren. Darauf sollte die Kommunikation angepasst werden. Darüber hinaus muss der Tierarzt sich in vielen verschieden Situationen im Alltag in die jeweiligen Besitzer hineinfühlen. Was ist für den Besitzer machbar, z. B. in Bezug auf bestimmte Diagnostik?

Es gibt Besitzer, die nicht einmal eine Zystozentese bei ihrem Liebling akzeptieren möchten. Vor allem Narkosen und die damit einhergehenden Ängste machen eine besondere Kommunikation erforderlich, die vor allem auf der Beziehungsebene eine entsprechende Haltung voraussetzt, damit die Besitzer sich ernst genommen fühlen. Die größte Herausforderung stellt das Gespräch zur Tiereuthanasie dar (Kap. 3.15.4). Während des gesamten Gesprächsverlaufes zur Tiereuthanasie und der Behandlung sollte der Tierarzt sehr differenziert mit seiner eigenen Empathie umgehen. Richtig ist, dass das Mitfühlen einen Teil der Empathiefähigkeit darstellt. Mitfühlen und Mitleid sind in einem bestimmten Maß gegenüber dem Besitzer und seinem Tier angebracht. Aber es kommt, wie immer im Leben, auf das richtige Maß an. Denn gleichzeitig braucht der Tierarzt hier eine notwendige professionelle Distanz zum sterbenden Tier als fühlendem Wesen, zum sterbenden Tier als tierärztlicher Fall und zum Tierbesitzer als trauerndem Menschen – auch, um sich selbst zu schützen. Diese Aufgabe ist, wie jeder nachvollziehen kann, vielfältig und nicht leicht zu lösen. Neben allen inneren Aufgaben, die sich in der Situation der Euthanasie stellen, ist sie vor allem auch eine Herausforderung in der Kommunikation. Wenn junge Tierärzte sich dieser Aufgabe anfangs noch nicht gewachsen fühlen, sollten sie das Gespräch mit erfahreneren Kollegen suchen. Hilfreich kann es auch sein, sich Situationen vorzustellen oder durchzuspielen und entsprechende Handlungswege und Beispielsätze die in Frage kommen schriftlich festzuhalten.

Aber auch viele andere Situationen des tierärztlichen Alltags erfordern Einfühlungsvermögen und Verständnis für das Gegenüber. Zum Beispiel Notfallsituationen, die aus medizinischer Sicht nicht als Notfall eingestuft würden, aus Kundensicht aber unbedingt. Dann kommt es darauf an, viele vermeintlich irrationalen Argumente, die Tierbesitzer anführen, wenn es um ihre Lieblinge geht, mit der konträren tiermedizinischen Wahrheit zu vereinbaren.

Nur mit täglich gelebter Empathie kann der Tierarzt sich auf die Besitzer einstellen und gemeinsam mit ihnen den Weg der Behandlung ihres Tieres gehen.

3.2 Authentizität

Authentizität ist eine Eigenschaft, die wir grundlegend von unseren Mitmenschen erwarten. Der Duden schreibt zu diesem Begriff:

> **Definition**
> **Authentizität** = Echtheit, Zuverlässigkeit, Rechtsgültigkeit, Glaubwürdigkeit

3.2 Authentizität

Wenn man seinen Beruf nach dieser Definition ausübt, hat man genau die Eigenschaften, die sich Besitzer von ihrem Tierarzt wünschen. Wir erwarten von unseren Mitmenschen, dass sie echt sind. Sie sollten keine »Rolle spielen«.

Auch der Tierarzt muss den Erwartungen an seine Authenzität gerecht werden, aber gleichzeitig eine Rolle spielen, die mit den Erwartungen des Besitzers verbunden ist. Rollenerwartungen gibt es aber auch aufseiten des Tierarztes. Aufgrund persönlicher Einstellungen und individueller Erwartungen an seinen Beruf entsteht seine persönliche Rollenerwartung an sich selbst. Dieses Spannungsfeld gilt es zu reflektieren und aufzulösen. Natürlich erwartet der Besitzer zu Recht einen Tierarzt, der ihm kompetent gegenübertritt und der glaubhaft machen kann, dass er etwas von seinem Beruf versteht. Das ist der Grund, warum er überhaupt mit seinem Tier vorstellig wird. Gleichzeitig sollte der Tierarzt diese Rolle aber auch nicht übertreiben. Von einem arroganten »Halbgott in Weiß« werden sich Tierbesitzer bald abwenden. Der Tierarzt sollte ebenso nicht eine Rolle übernehmen, von der er glaubt, dass sie den Erwartungen der Besitzer entspricht, ihm selbst aber nicht. Insofern sollte er, wie in Abb. 3-1 dargestellt, Denken, Fühlen, Handeln und Sprechen in Einklang bringen, sodass eine auch für ihn selbst authentische Kommunikation möglich wird, die bestmöglich auch den Erwartungen der Besitzer gerecht wird.

Ideal ist es, wenn der Tierarzt seine Rolle so versteht und interpretiert, dass der Besitzer ihn als freundlichen, verständnisvollen Berater wahrnimmt, zu dem er Vertrauen haben kann. Vertrauen schafft Bindung. Kundenbindung ermöglicht es dem Tierarzt, medizinische Entscheidungen mit den Besitzern gemeinsam zu treffen. Das erleichtert die Tierbehandlung, fördert die Heilung der

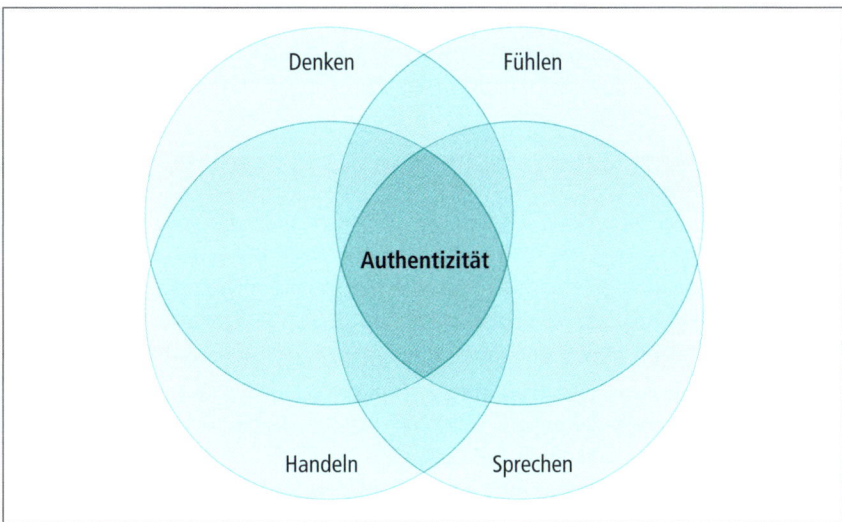

Abb. 3-1 Authentizität ist Denken, Fühlen, Sprechen und Handeln im Einklang.

Tiere und schafft damit die Grundlage für den gewünschten Praxiserfolg. Das erreicht man mit, dem Besitzer zugewandter, authentischer Kommunikation.

> **Praxistipp**
>
> Bei wissenschaftlicher Wortwahl und distanziertem Verhalten ist zu empfehlen, über eine ausführliche und klare Aufklärung in verständlichen Begriffen, die notwendige Kompetenz zu vermitteln und gleichzeitig durch einen Gesprächsductus wie »unter Freunden« umzuschalten, um als Tierarzt authentisch auf den Tierbesitzer zu wirken.

Folgende Fragen können helfen, den Praxistipp erfolgreich umzusetzen.
- Welche klaren, allgemeinverständlichen Begriffe können verwendet werden, wenn der Tierbesitzer über die Krankheit seines Tieres aufgeklärt werden muss?
- Wie kann der Tierbesitzer erkennen, dass er kein anonymer Kunde ist, sondern mit seinem kranken Tier am richtigen Ort?

> ❗ Es kommt auf ein ausgewogenes Verhältnis von professioneller Distanz und empathischer Nähe an.

3.3 Das aktive Zuhören

Zuhören ist eine Kunst. Das ist uns meist nicht bewusst. Für den tierärztlichen Alltag ist gerade diese Kunst besonders von Bedeutung, denn der Erzähler ist der Tierhalter. Aktives Zuhören ist daher in zweierlei Hinsicht sehr wichtig:
- Aktives Zuhören stellt ein wichtiges Instrument der Diagnostik dar, wenn in der Anamnese der Besitzer befragt wird und
- es steht in direktem Bezug zur Kundenzufriedenheit, die letztlich genauso wichtig ist, wie der medizinische Erfolg.

Irgendwann macht jeder Tierarzt die Erfahrung, dass, selbst wenn ein Tier nicht zu retten ist und stirbt, der Umgang mit dem Tierbesitzer trotz allem sehr positiv sein kann, weil der Kunde sich gut betreut gefühlt hat. Häufig bekommt ein Tierarzt gerade dann Blumen oder sonstige Aufmerksamkeiten vom Besitzer, wenn ein Tier verstorben ist. Die Beziehung zwischen Tierarzt und Besitzer war also eindeutig geprägt von Empathie, einem bewussten Umgang mit der Situation und vorangegangenem aktiven Zuhören.

Die wichtigste Voraussetzung beim aktiven Zuhören ist, dass man sich selbst zurücknimmt und seinem Gesprächspartner, dem Tierbesitzer, den Raum ermöglicht, den er braucht, um seine Sorgen mit dem Tier loszuwerden.

3.3 Das aktive Zuhören

Tab. 3-1 Aktives Zuhören

Verbale Signale	Nonverbale Signale
Soziale Zustimmungswörter – »Ah«, »mhm«, »OK« etc.	Augenkontakt, Kopfnicken
Nachfragen	Nicken, Lächeln
Paraphrasieren	Sich nach vorn neigen
Emotionen verbalisieren	Notizen machen

Der häufigste Einwand an dieser Stelle lautet: »Woher sollen wir die Zeit nehmen?«

Die Antwort darauf ist: »Qualität ist auch in diesem Fall keine Frage von Quantität!«

Aktiv zuzuhören bedeutet nicht, dass die Gesprächsführung aufzugeben ist. Die Qualitätswahrnehmung eines Gesprächs mit Komponenten des aktiven Zuhörens wird durch eine bestimmte Grundhaltung erzeugt, z. B. durch direktes Nachfragen. Grundsätzlich kann man beim aktiven Zuhören auch verbale und nonverbale Aspekte unterscheiden (Tab. 3-1).

Einige Punkte sollen im Folgenden genauer erläutert werden.

Paraphrasieren Man wiederholt das Gesagte, indem man es mit einer Frage verbindet. Dadurch versichert man sich der Richtigkeit und führt das Gespräch. Gleichzeitig gibt man dem Besitzer das Gefühl, dass man wirklich zugehört hat und ihn ggf. auch versteht.

☺ »Habe ich Sie richtig verstanden? Ihr Hund …«

☺ »Ihr Pferd lahmt also schon seit einem Monat?«

☺ »Ich verstehe Ihre Sorge bezüglich der anstehenden Operation Ihrer Katze sehr gut…«

Raum geben Sich zurücknehmen und damit dem anderen Raum geben bedeutet, den Tierbesitzer in, für beide Seiten angemessener Art und Weise, ausreden zu lassen. Diese Thematik kann manchmal eine besondere Aufgabenstellung sein (Kap. 6.6). Gerade hier ist es auch sehr wichtig, auf Ängste und Sorgen der Besitzer einzugehen und deren Emotionen genügend Raum zu geben.

Augenkontakt Dem Gesprächspartner zugewendet sein und ihn ansehen, ist eine weitere Grundvoraussetzung, um dem Besitzer zu signalisieren: »Ich bin bei dir«. Hier versteckt sich eine der klassischen Fallen: Bereits während der Anamnese wird das Gehörte in den Computer eingegeben. Das ist für sich genommen nicht falsch. Aber es besteht die Gefahr, dass dann nur noch der Computer fixiert wird und nebenbei die notwendigen Fragen monoton abgearbeitet werden. Die Herausforderung liegt also darin, sich immer wieder dem Besitzer zuzuwenden und das Gehörte in einer (angekündigten) Pause zu notieren. Die Kommunikation könnte folgendermaßen lauten:

☺ »Ich schreibe nur zwischendurch das Wichtigste mit, damit wir nachher auch alles beisammen haben und nichts vergessen.«

Dieses Kommunikationsbeispiel zeigt, dass sich durch die richtige Kommunikation ein eigentlich unhöfliches Handeln in eine nachvollziehbare Qualitätswahrnehmung verwandeln lässt. Dies gilt für viele Situationen im tierärztlichen Alltag.

Aktives, und damit richtiges und konzentriertes Zuhören ist während der gesamten Behandlung wichtig, da die Besitzer häufig nur im Nebensatz die wichtigen oder fallrelevanten Informationen preisgeben. Sie haben ein grundlegend anderes Verständnis für die Gewichtung der Fakten. Oft wird erst im Verlauf der Untersuchungen klar, dass die Tatsachen doch anders sind. Es kann zum Beispiel vorkommen, dass, obwohl die direkte Frage nach der Aufnahme eines Fremdkörpers in der Anamnese erst vehement verneint wurde, es sich im weiteren Gesprächsverlauf doch herausstellt, dass ein Fremdkörper nicht auszuschließen ist.

Wenn der Tierarzt z. B. abgelenkt ist, weil der Augenkontakt fehlt, kann sich dies an der Art und Weise und vor allem der Folgerichtigkeit bemerkbar machen, d.h. in den Anschlussfragen, die während der Anamnese gestellt werden. Dies bemerkt unter Umständen auch der Besitzer und fühlt sich nicht angemessen wertgeschätzt.

Bei-sich-Bleiben   Ein weiterer, sehr wichtiger Aspekt im aktiven Zuhören ist das sogenannte Bei-sich-Bleiben. Damit ist die aktive Selbstbeobachtung gemeint, um festzustellen, welche Auswirkungen das Gespräch gerade auf das eigene Selbst hat. Bei-sich-Bleiben heißt auch, sich nicht von den Gefühlen des Gegenüber anstecken zu lassen (Kap. 3.7).

Emotionen verbalisieren   Es kann im Gespräch mit dem Besitzer sehr hilreich sein, dessen Emotionen aufzugreifen und zu verbalisieren. Hier geht es darum ihm zu zeigen, dass man z. B. seine Ängste oder Sorgen erkennt und versteht.

Körpersprache einsetzen   Setzen Sie als zusätzliches Signal auf der nonverbalen Ebene zum Beipiel Kopfnicken als Zustimmungsgeste ein. So hören Sie gleichzeitig weiterhin zu und bestätigen, dass Sie verstanden haben, was der Besitzer zu berichten hat.

3.4 Situationsgerechte Kommunikation: Jeder Besitzer ist anders

Aktives Zuhören ist für ein konstruktives Tierarzt-Besitzer-Gespräch essenziell. Folgende Punkte sollten auf der nonverbalen und verbalen Ebene beachtet werden:
- Sich auf das Gegenüber einlassen, sich konzentrieren und dies durch die eigene Körperhaltung ausdrücken, z. B. Kopfnicken oder den gesamten Körper etwas nach vorne neigen
- Raum geben und die entsprechenden Signale des Kunden erkennen
- Mit der eigenen Meinung erst einmal zurückhaltend umgehen, z. B. der Einstellung zur Komplementärmedizin etc.
- Wertende Kommentare oder zu frühzeitige Einschätzungen vermeiden
- Bei Unklarheiten unbedingt nachfragen
- Zuhören und unwidersprochen stehenlassen heißt nicht gutheißen, weder bei Ihnen selbst, noch beim Besitzer.
- Auf die eigenen Gefühle achten, gerade bei schwierigen Besitzern
- Hin und wieder den Besitzer durch kurze Äußerungen bestätigen
- Geduld haben und den Sprechenden nicht unterbrechen, ausreden lassen
- Blickkontakt halten
- Bei-sich-Bleiben und durch Vorwürfe und Kritik nicht aus der Ruhe bringen lassen
- Sich empathisch in die Situation des Sprechers versetzen

Beim aktiven Zuhören können auch Fehler auftreten:
- Ungünstiger äußerer Rahmen, z. B. wenn Fragen bereits beim Hereintreten gestellt werden
- Nichterfassen der sachlichen Information
- Nichterfassen der emotionalen Information
- Nicht richtig zuhören. Anschlussfragen werden nicht schlüssig gestellt.
- Nicht auf das Gespräch konzentrieren
- Assoziatives Zuhören (abschweifen)
- Gleichgültigkeit gegenüber dem Besitzer oder Tier

3.4 Situationsgerechte Kommunikation: Jeder Besitzer ist anders

Es gibt kaum etwas Schlimmeres als eine »normierte« Verbindlichkeit, die jeden Patientenbesitzer und jede Situation gleich behandelt. Dem Tierarzt sollte bewusst sein, wer in der konkreten Situation vor ihm steht und in welcher Situation die Kommunikation gerade stattfindet. Die Tierhalter sind alle sehr unterschiedlich. Sie unterscheiden sich individuell in Alter, Geschlecht, sozialem Umfeld oder anhand ihrer Tiere: Katzenbesitzer- sind anders als Hundebesitzer, Züchter anders als Menschen, bei denen das Tier mit zur Familie gehört, Islandpferdebesitzer sind wiederum anders als Sportreiter. Es gibt Familientiere, »Platzhaltertiere«, die einen Menschen ersetzen, professionell genutzte Tiere und viele weitere »Rollen« eines Tieres.

Jeder Tierbesitzer braucht eine andere Ansprache, einen anderen Umgang mit dem Tier und eine andere Aufklärung. Dabei helfen eine gute Selbstbeobachtungsgabe und empathisches Reagieren.

 Jede tierärztliche Situation bedarf einer anderen Kommunikation.

Die Kommunikation sollte davon abhängig sein, wo sie stattfindet. Der Ort wird idealerweise von dem Anlass des Gesprächs abhängen. Eine Beschwerde oder ein Vorgespräch zur Tiereuthanasie sollten nicht am Anmeldungstresen getätigt werden. Ob das Haltergespräch im Stall in der Außenpraxis stattfindet oder ambulant in der Klinik geführt wird, kann ebenfalls einen großen Unterschied machen. Insofern sollte man sich schon im Vorfeld überlegen, wie viel Informationen z. B. der einzelne Tierhalter aushält und was er eigentlich von seinem Tierarzt erwartet. So kann man für jede Situation die angemessene Kommunikationsweise finden.

Übung

Erinnern Sie sich an erfolgreiche und weniger geglückte Gespräche mit Tierbesitzern.
- Wo lag möglicherweise der Fehler?
- War der räumliche Rahmen der Situation angemessen?
- War die Kommunikation dem Besitzer angemessen?
- War es der richtige Zeitpunkt für diese Information?

Um möglichst individuell auf den Gesprächspartner einzugehen, kann es wichtig sein, zumindest in groben Umrissen über das soziale Umfeld, Alter und den Gesundheitszustand des Patientenbesitzers orientiert zu sein. Hilfreich ist es zudem, etwas über seine Beziehung zum Tier zu wissen, also in welchem Verhältnis er persönlich zu seinem Tier steht. Diese Information ist unter anderem auch entscheidend in Bezug auf die medizinische Aufklärung und die damit verbundenen Kosten (Kap. 5).

3.5 Paraphrasieren

Im Allgemeinen wird unter dem Begriff »Paraphrasieren« die Wiederholung einer empfangenen Botschaft mit eigenen Worten verstanden. Dies kann in vielen Situationen während der Kommunikation mit Tierbesitzern hilfreich sein, um auf eine sachliche Ebene zurückzukehren oder das Gespräch bewusst auf der Sachebene zu halten. Darüber hinaus lässt sich durch das Paraphrasieren Vertrauen aufbauen, indem Verständnis durch das Wiederholen des Gesagten signalisiert wird.

In Konfliktsituationen, wie z. B. im Rahmen einer Beschwerde, beruhigt das Paraphrasieren, indem die Sachebene betont wird. Weiterhin lässt sich Zeit gewinnen, um z. B. weitere Argumente in das Gespräch einließen zu lassen.

☺ »Wenn ich dich/Sie richtig verstehe, …«

☺ »Gut, soweit ich das jetzt richtig verstanden habe, geht es Ihnen um …«

In Situationen mit ängstlichen oder sehr emotionalisierten Tierhaltern kann eine abgewandelte Form der Paraphrasierung genutzt werden, indem nicht direkt das Gesagte wiederholt wird, sondern indirekt erkennbare Sorgen und Ängste formuliert bzw. das Verständnis dafür ausgedrückt wird. Hierdurch wird dem Halter grundlegendes Verständnis für seine emotionale Situation entgegengebracht. Verstanden zu werden ist gerade für erregte Halter wichtig, ebenso wenn es sich um eine Beschwerde handelt (Kap. 3.15.1).

☺ »Ich verstehe Ihre Sorgen sehr gut.«

☺ »Ich kann vollkommen nachvollziehen, wie Sie sich jetzt fühlen.«

☺ »Ich kann Ihren Ärger vollkommen verstehen.«

Anwendungsbereiche des Paraphrasierens:
- Ängstliche Kunden
- Beschwerden
- Emotionalisierte Kunden
- Zum Aufbau einer Bindung
- Führung und Lenkung ds Gesprächs

3.6 Wiederholungen

In den Praxen und Kliniken kommt es immer wieder zu Aussagen wie: »Die Kunden hören einfach nicht zu«, nachdem es z. B. zu Abweichungen bezüglich der Medikation gekommen ist. Tierbesitzer können jedoch an manchen Stellen den Erklärungen ihrer Tierärzte aus unterschiedlichen Gründen nicht folgen:
- Der Sprachgebrauch des Tierarztes ist zu fremdwortlastig (Kap. 3.2).
- Die emotionale Belastung der Tierhalter in der Situation lenkt sie zu sehr ab.

Für das mögliche Verständnis kann man lediglich von einem maximalen Wirkungsgrad von 80 % ausgehen. Das beste Gegenmittel ist die Wiederholung. Natürlich sollte nicht die gesamte Kommunikation komplett wiederholt werden. Es genügen die wichtigsten Punkte, gerade im Hinblick auf die medizinischen Schritte in Diagnostik und Therapie. Hier sollten die Kernpunkte der Argumentation oder der geplanten Vorgehensweise noch einmal zusammengefasst und wiederholt werden. Damit schafft man die Voraussetzung, dass der Patientenbesitzer möglichst viel verstanden hat, wenn er die Praxis verlässt. Aus der Lernforschung ist z. B. bekannt, dass sich z. B. Vokabeln erst nach der fünften Wiederholung im Langzeitgedächtnis festsetzen.

Folgende Formulierungen eignen sich, um beim Gesprächspartner Aufmerksamkeit zu erlangen, bevor Wichtiges wiederholt wird:

☺ »Dann fasse ich abschließend die wichtigen Punkte noch einmal zusammen.«

Am Ende jeder Aufklärung zu geplanter Diagnostik oder therapeutischen Maßnahmen kann folgende Frage gestellt werden:

☺ »Haben Sie alles verstanden oder haben Sie vielleicht noch Fragen?«

Diese Frage bietet dem Tierbesitzer die Gelegenheit, von sich aus ein mögliches Unverständnis zu äußern. Zum anderen signalisiert es auf einer mittelbaren Kommunikationsebene, dass der Tierarzt sich Zeit nimmt. So lässt sich gleichzeitig auf verschiedenen Ebenen Qualität herstellen. Bei der Beantwortung dieser Fragen ist es gut, den Tierhalter zu beobachten und einzuschätzen, was er verstanden hat. Denn nicht immer beantworten Menschen eine derartige Frage offen und ehrlich. Sollte es genügend Hinweise für ein eigentliches Unverständnis geben, kann, im eigenen Interesse, ein weiteres Nachhaken oder ein wiederholtes kurzes Erklären durchaus sinnvoll sein.

 Wiederholungen vertiefen das Verständnis.

3.7 Bei-sich-Bleiben

Es gibt sehr viele Situationen, die emotional herausfordernd oder belastend sein können. Weinende, wütende oder ängstliche Tierhalter, sehr persönliche Kritik und sterbende Tiere begegnen einem in unterschiedlichen Varianten letztlich täglich.

Die größte Aufgabe und Herausforderung in diesen Situationen ist das sogenannte Bei-sich-Bleiben. Es bedeutet, dass man seine eigenen Emotionen beherrscht und sich vom Gegenüber nicht mitreißen lässt. Distanz ist nötig – zum jeweiligen Kunden, zur jeweiligen Situation oder zum jeweiligen Tier. Das Bei-sich-Bleiben gelingt am ehesten, wenn man einen sachlichen Standpunkt einnimmt, also einen wenig emotionalen Blickwinkel. So gelingt die Kontrolle über die Situation in jedem Fall besser.

Es braucht z. B. Distanz, um die Kontrolle über die Situation gegenüber aufgebrachten Kunden zu bekommen. Verliert man diese notwendige Distanz, indem man die Kritik persönlich nimmt oder sich von negativen Emotionen anstecken lässt, verstärkt man lediglich kreislaufartig die Emotionen des Gegenübers.

Gleichzeitig braucht es eine gewisse Nähe, um den Tierbesitzer da abzuholen, wo er gerade mit seinen Emotionen steht. Es scheint paradox, aber schließlich ist es trotz Distanz erforderlich, gleichzeitig die Bedürfnisse des jeweiligen Gesprächspartners in der Situation zu verstehen. Ob es sich um Trauer handelt oder um eine sehr emotional geäußerte Beschwerde.

> **Bei-sich-Bleiben als Selbstschutz**
>
> Sich in die Gefühle anderer nicht involvieren zu lassen gehört für Tierärzte zur psychischen Hygiene. Man benötigt wirksame Mechanismen, wie z. B. ein gesundes Maß an Distanz, das Einehmen einer sachlichen Ebene, eine Bewusstmachung der jeweiligen Situation vorher und hinterher, die in den verschiedenen Situationen helfen, sich selbst vor den unterschiedlichsten Emotionen zu schützen.

Gerade wenn Tiere sterben, die man lange begleitet hat, gilt es, sich eine professionelle Ebene zu bewahren. Sicherlich ist auch ein Tierarzt »nur« ein Mensch. Wie immer braucht es das notwendige Maß für die Situation, das sehr individuell ist. Ein Kriterium zur Selbstüberprüfung ist die Selbstbeobachtung.

Folgende Fragen sollte man sich immer mal wieder stellen:
- Wie viel Arbeit und Sorgen nehme ich mit nach Hause?
- Wie lange wirken emotionale Belastungen meines Berufs nach?

Es ist wichtig, immer wieder auf die Sachebene »herunter zu kommen«. Darüberhinaus kann es hilfreich sein, nach jeder emotional belastenden Situation, diese noch einmal auf der sachlichen Ebene durchzuspielen und dann ganz bewusst loszulassen.

Empathie bedeutet auch, beweglich zu sein. Das heißt, sich in die Situation hineinbewegen um mitzufühlen, sich aber auch wieder bewußt hinausbewegen, um die Situation zu verlassen. Dabei hilft eine rationale Betrachtung der Situation und die sich daraus ergebende Einschätzung.

3.8 Akzeptanz

Akzeptanz ist in verschiedenen Situationen des tiermedizinischen Alltags Voraussetzung, wenn z. B. ein Tierbesitzer einen diagnostischen Vorschlag nicht mittragen möchte oder einen vermeintlich einfachen Standardeingriff nicht durchführen lässt.

> **Fallbeispiel**
> Bei einem Hund sollte eine Zystozentese durchgeführt werden. Die Tierärztin machte wie selbstverständlich den Vorschlag und begann gleichzeitig mit der Durchführung. Damit stieß sie auf heftigen Widerstand der Besitzerin: »Sie wollen doch nicht etwa in meinen Hund reinstechen?« Da sie den Widerstand auf ihre Kompetenz bezog, begegnete sie der Kundin wiederum mit einer entsprechenden Heftigkeit. »Doch! Hierbei handelt es sich lediglich um einen Routineeingriff, den ich bereits sehr häufig gemacht habe …« Dies führte nur zu stärkerem Widerstand der Hundebesitzerin, die nun gar nicht mehr wollte. Erst unter der Mithilfe einer Kollegin ließ sich die Situation auflösen, indem diese der Tierhalterin zeigte, dass sie ihre Ängstlichkeit akzeptierte und auf die Emotionen einging.

Anhand dieses Beispiels lassen sich einige Fallen erklären, die einem Tierarzt begegnen können: Es mangelte an empathischer Kommunikation und Bei-sich-Bleiben, sonst hätte die Tierärztin erkannt, dass diese spezielle Hundebesitzerin mehr Akzeptanz für ihre Sorgen gebraucht hätte. Der Tierärztin fehlte die Einsicht, dass nicht ihre Kompetenz in Frage gestellt wurde, sondern dass die Hundebesitzerin schlichtweg ängstlich war, auch wenn es sich um einen Routineeingriff handelte. Die Tierärztin war aufgrund ihres berührten Selbstwertes nicht mehr in der Lage, der Tierbesitzerin die notwendige Empathie entgegenzubringen. Weiterhin verbirgt sich hier auch die »Selbstverständlichkeit« in Bezug auf die Sichtweise, was ein Routineeingriff ist.

Auch an anderen Stellen ist Akzeptanz gefragt (Tab. 3-2):
- Wenn Tierhalter mit der Behandlung ihres Tieres nicht einverstanden sind und nicht kooperieren, braucht es vor allem Akzeptanz für die andere Einstellung des Gesprächspartners. Zum Beispiel im Rahmen der Euthanasie kann der eine Besitzer noch nicht loslassen, während der andere aus Sicht

3.8 Akzeptanz

des Tierarztes viel zu schnell aufgibt und das möglicherweise aus den »falschen« Gründen. In beiden Fällen muss man erst einmal akzeptieren. Später ist es möglich, empathisch für Tier und Besitzer einen anderen, sachlichen Standpunkt zu finden, indem man versucht, den Besitzer zu überzeugen und gemeinsam mit ihm in eine andere Richtung zu denken.

- Wenn Besitzer bestimmte medizinische Grenzen oder Vorstellungen nicht teilen, kann Akzeptanz zur Lösung des Konfliktes führen. In der Praxis kommt es immer wieder vor, dass die mangelnde Akzeptanz alternativer Heilmethoden in der Kommunikation deutlich zum Ausdruck kommt. Hier gilt das Recht der persönlichen Einstellung. Die Aufgabe des Tierarztes ist, diese zu erkennen und als solche zu akzeptieren (Kap. 1.3).
- Etwas anders verhält es sich, wenn Tierbesitzer bestimmte diagnostische oder therapeutische Wege ablehnen. Die Besitzer können dafür sehr unterschiedliche Gründe haben. Selbstverständlich erfordert dies die Akzeptanz des Tierarztes, aber nicht in dem Maße, dass er seinen Standpunkt aufgibt. Ideal ist es, wenn der Tierarzt, trotz anderer Meinung, dem Besitzer Verständnis für den anderen Standpunkt signalisiert. Eventuell kann dann durch weitere Darlegung des Falles erreicht werden, dass der Tierhalter offener wird für die Vorschläge des Tierarztes.
- Auch die eigene Begrenztheit gilt es, vor allem sich selbst gegenüber, zu akzeptieren. Alles hat seine Grenze, somit auch das, was man selbst leisten kann. Vor allem auch junge Tierärzte, die gerade in den Beruf gestartet sind, müssen lernen, mit diesem Umstand umzugehen. Die eigene medizinische Begrenztheit will ausgehalten werden. Daraus ergeben sich Situationen, zu denen ein sachlicher Standpunkt mit professionellem Abstand eingenommen werden sollte. Dies ist beispielsweise der Fall, wenn trotz aller Bemühungen ein Tier stirbt. Die Distanz ermöglicht das Akzeptieren dieser Entwicklung.
- Eine andere Situation, die akzeptiert werden sollte, ist die Tatsache, dass es Tierbesitzer gibt, mit denen man schlichtweg keine Ebene für ein Gespräch findet oder, wie man umgangssprachlich sagt, mit denen man einfach keine gemeinsame »Wellenlänge« hat. Diesen Umstand sollte man für sich selbst akzeptieren und er sollte auch durch die Vorgesetzten akzeptiert werden. Jedem Tierarzt kann es so ergehen. Während der eine Tierarzt mit einem bestimmten Tierbesitzer »nicht kann«, kann ein anderer Tierarzt sehr gut mit diesem Tierhalter zurechtkommen. Man sollte in einem solchen Fall dieses eine Verhältnis zu dem Patientenbesitzer nicht zu sehr auf sich beziehen. Trotzdem sollte man selbstkritisch genug bleiben, um diese Möglichkeit, dass es an der »Chemie« der Beziehung lag, nicht zur Gewohnheit oder ständigen Ausrede werden zu lassen.

Tab. 3-2 Akzeptanz

Situationen, die akzeptiert werden müssen	Lösungswege, die auf das Akzeptieren der Situation idealerweise folgen
Tierbesitzer können nicht von der medizinisch notwendigen Euthanasie überzeugt werden.	Ziehen Sie nach Möglichkeit einen »Chef« oder Oberarzt sozusagen als »Hebel« hinzu. Versuchen Sie das Gespräch zu einem späteren Zeitpunkt noch mal zu wiederholen
Tierbesitzer lehnen aus Kostengründen eine medizinisch relevante Behandlung ab.	Wiederholen Sie die Argumentation und verdeutlichen Sie dadurch ihren Standpunkt. Argumentieren Sie mit den Risiken, die durch eine Nichtbehandlung entstehen könnten.
Mit dem Tierbesitzer ist aufgrund der persönlichen »Chemie« keine Kommunikation zum Wohl des Tieres möglich.	Ein Kollege aus der eigenen Praxis/Klinik könnte diesen Kunden übenehmen
Als Tierarzt stoße ich an meine medizinischen Grenzen.	Bleiben Sie bei sich und versuchen Sie einen alternativen Standpunkt zu finden.
Ein Tier stirbt.	Bleiben Sie bei sich und versuchen Sie einen sachlichen Standpunkt zu finden.

3.9 Klarheit

- Der Tierhalter hat nicht richtig verstanden, wie die Augencreme anzuwenden ist?
- Eine neue Tiermedizinische Fachangestellte macht scheinbar einfache und eigentlich vermeidbare Fehler?
- Immer wieder kommt es bei Anweisungen zu Abweichungen in der Abarbeitung?

Bei solchen oder ähnlichen Problemen kann mangelnde Klarheit die Ursache für die missverständliche Kommunikation sein. Klares Formulieren ist die Grundvoraussetzung, um verstanden zu werden. Man sollte sich sprachlich so einfach wie möglich ausdrücken. Es sollten z. B. kurze und einfache Sätze gebildet werden. Verständliche Worte sollten ausdrücken, was gemeint ist. Fachbegriffe und Fremdworte vermindern oft die angestrebte Klarheit und sollten daher möglichst vermieden werden.

 Klarheit ist die Grundvoraussetzung, um verstanden zu werden!

3.9 Klarheit

Um sich klar auszudrücken, ist es wichtig, bei den notwendigen, relevanten Themen und Inhalten zu bleiben und nicht abzuschweifen. Natürlich ist Small Talk ein wichtiges Mittel für die Beziehungsbildung zum Gesprächspartner, aber alles zu seiner Zeit. Deshalb sollte ein strukturierter Gesprächsaufbau angestrebt werden, ähnlich der klassischen Verkaufskommunikation. Diese besteht aus
- einer Eröffnungsphase, der sich
- eine Argumentationsphase anschließt, die
- einen zusammenfassenden Abschluss findet und
- ggf. in einer Entscheidung mündet.

Hilfreich sind auch ein angemessenes Sprechtempo und eine, dem jeweiligen Gesprächspartner (Tierbesitzer oder Mitarbeiter) angepasste Lautstärke.

Mit Begründungen arbeiten

Immer wenn Sie etwas verkünden, mit Tierbesitzern besprechen, erklären, aufklären u. Ä. tun, sollten Sie eine Begründung finden. Wenn sich z.B. die Wartezeit verlängert, sollte Ihre Entschuldigung eine sinnvolle Begründung beinhalten. Stellen Sie den Nutzen eines Medikaments oder eines besonderen Futtermittels in den Vordergrund, anstatt es bei der schlichten Empfehlung zu belassen. So haben Sie die Vorteile, dieses zu verwenden, dargelegt.

> **Fallbeispiel**
> Im Rahmen einer Medikamentenabgabe kam es zu einer zusätzlichen Empfehlung eines homöopathischen Mittels. Folgende Begründung wurde dabei angeführt:
> »... Schaden wird es nicht.«
> Diese Art von Begründung sollte eher vermieden werden. Auch wenn der Nutzen nicht eindeutig quantifizierbar ist, sollte man kommunizieren, dass ein Medikament z. B das Immunsystem unterstützen oder den Heilungsprozess fördern kann.

Füllwörter vermeiden

Füllwörter werden immer wieder verwendet. Sie können eine harmlose umgangssprachliche Angewohnheit sein, wie z. B. »halt« oder »eben«.

Schlimmstenfalls führen bestimmte Füll- oder Zustimmungswörter dazu, dass tiermedizinische Zusammenhänge falsch dargestellt werden, weil sie relativiert wurden:
- »eigentlich«
- »genau«
- »wohl«

- »OK« (auch langgezogen als Frage)
- »vielleicht«

Das führt eher zu Verwirrung und verringert die gewünschte Klarheit bei einer tiermedizinischen Auskunft. Problematisch ist auch der intensive, allzu häufige Einsatz bestimmter Zustimmungswörter, durch die häufig ein gegenteiliger Effekt entstehen kann. Ein zu häufiger Gebrauch kann Unsicherheit vermitteln:

- »ja«,
- »jawohl«,
- »auf alle Fälle«
- »sicher«.

Übungen

Überprüfen Sie sich selbst in Hinblick auf die Verwendung von Füllwörtern.
Haben Sie »Lieblingsworte«, die Sie gern und viel in Ihre Sätze einfließen lassen?
Passen diese Worte immer in den Zusammenhang?

Die Verwendung von »**vielleicht**« schwächt die Klarheit der Aussagen. Wenn man im Zusammenhang mit einer Empfehlung das Wort vielleicht verwendet, kommt dies auch beim Kunden so an. Nämlich nicht als konkrete Handlungsempfehlung, sondern als Option.

Ein weiterer Feind der Klarheit ist, wie der unten stehende Beispielsatz zeigt, die Verwendung des **Konjunktivs**. Er bringt eine Eventualität oder Möglichkeit zum Ausdruck, nicht jedoch einen klaren Standpunkt. Der klare Standpunkt ist aber entscheidend, gerade in Bezug auf Empfehlungen, die letztlich Teil einer jeden Behandlung sind.

Den Unterschied zwischen einem deutlichen und klaren Standpunt und einer Eventualität, zeigen folgende Beispielsätze:

☹ »Vielleicht könnten wir noch eine Blutuntersuchung machen.«

☹ »Ich hätte gerne ein Röntgenbild gemacht.«

Besser:

☺ »Wir müssen eine Blutuntersuchung machen.«

☺ »Ich empfehle, dass wir hier ein Röntgenbild machen.«

3.9 Klarheit

> **Fallbeispiel**
>
> Eine Assistenztierärztin empfiehlt einer Hundehalterin ein Shampoo zur Unterstützung der Hautpflege ihres Hundes. »Sie können das einmal die Woche benutzen.« Daraufhin die Kundin: »Kann ich oder soll ich?« Die Tierärztin lächelnd: »Sie sollen.« Manchmal bringen es erst die Halter auf den Punkt.

Anschauungsmaterial/Anschaulichkeit

Abschließend sei noch auf die enorme Kraft der Anschauung hingewiesen. Anschaulichkeit lässt sich auf verschiedenen Wegen erreichen. Es ist wichtig, so viel Anschauungsmaterial wie möglich bereit zu halten. Nur so kann dem Tierbesitzer, z. B. anhand eines Knochenmodells das betroffene Gelenk so anschaulich wie möglich erklärt werden. Auch wenn es drastisch klingt, so sollten in Einzelfällen auch Bilder von möglichen Endstadien verschiedener Krankheitsbilder zum Einsatz kommen. Bei manchem Tierbesitzer kann dies helfen, eine Entscheidung im Sinne seines Tieres zu fällen.

Für Zahnbehandlungen bei Pferden ist z. B. ein Zahnendoskop zu empfehlen, um den Besitzern eine klare Anschauungsmöglichkeit anhand von aktuellen Bildern zu bieten. Darüber hinaus könnte man im Einzelfall die Besitzer auch selbst im Maul tasten lassen, um die Zahnspitzen wirklich zu erfühlen. Auch das wirkt in der Regel sehr anschaulich.

Außerdem ist es immer empfehlenswert, die Anwendung von Medikamenten vorzuführen. Damit zeigt man dem Besitzer z. B. welche Menge angemessen ist und welche Handgriffe nötig und korrekt sind, beispielsweise bei der Gabe von Tabletten oder der Anwendung einer Augensalbe.

Klarheit als Kommunikationsstil
- Klare, kurze Sätze bilden
- Einfache, verständliche Sprache verwenden
- Füllwörter vermeiden
- Konjunktiv vermeiden
- Sprechtempo anpassen
- Mit Begründungen arbeiten

Anschauungsmaterial einsetzen

3.10 Der eigene Standpunkt

Im Aufklärungsgespräch, zu jeder Frage und zu verschiedenen alternativen Verdachtsdiagnosen muss man einen Standpunkt gegenüber dem Tierhalter vertreten. Er ist die Grundlage der Argumentation. Dieser Standpunkt signalisiert dem Tierbesitzer Sicherheit, Klarheit und damit die notwendige und erwartete Kompetenz. Ein klarer Standpunkt gibt dem Tierhalter auch Orientierung, was zu tun oder nicht zu tun ist. Besitzer suchen Antworten und brauchen Unterstützung in ihren Entscheidungsprozessen. Als Laien können sie dabei überfordert sein. Innerhalb der vielen Diagnosemöglichkeiten entscheidet sich der Tierarzt für eine Verdachtsdiagnose. Auf dieser Basis vertritt er z. B. einen Standpunkt bezüglich einer bestimmten weiterführenden Diagnostik. Das hilft dem Besitzer, den weiteren Schritten wie z. B. dem Anfertigen eines Blutbilds oder der Durchführung einer Ultraschalluntersuchung zuzustimmen.

Es empfiehlt sich nicht, wenngleich es gängige Praxis ist, dem Tierbesitzer eine große Anzahl von Differenzialdiagnosen zu präsentieren und dann dazu aufzufordern, eine Entscheidung bezüglich der weiteren Diagnostik zu treffen. In den meisten Fällen überfordert dies die Besitzer, denn sie können medizinisch nicht abwägen, welche Untersuchung relevant ist.

Wenn die Besitzer Entscheidungen treffen sollen, in deren Konsequenz Kosten entstehen können, ist der Tierarzt besonders gefragt, klar seinen Standpunkt so zu äußern, dass die Besitzer folgen können. Dazu mehr im Kapitel 5.

3.11 Fragetechniken

Dem Tierarzt stehen verschiedene Optionen zur Verfügung, Fragen zu stellen. Meist verwendet man schon unbewusst die richtige Frageart. Aber man kann auch ganz gezielt eine spezielle Fragetechnik anwenden, um schnell die nötigen Informationen zu erhalten.

Offene Fragen

Als offene Fragen werden die W-Fragen bezeichnet. Sie beginnen mit den klassischen Frageworten: wo, wer, wann, wie, was, warum, weshalb.

Offene Fragen oder öffnende Fragen überlassen dem Tierhalter die Entscheidung, wie und mit welchen Fakten er beginnen möchte. Mit einer solchen Frage öffnet der Tierarzt bewusst einen Kanal, auf dem der andere senden kann, was ihm passend und wichtig erscheint. Dies ist für die Faktensammlung in der Anamnese sehr wichtig.

3.11 Fragetechniken

Vorteil Offene Fragen engen wenig oder gar nicht ein. Damit ist diese Fragetechnik ideal für die Anamnese geeignet, um einen Einstieg in das Gespräch zu wählen. Hier kann der Besitzer erst einmal frei seine Bedürfnisse äußern, ohne sich gehetzt zu fühlen. Über weitere W-Fragen kann der Tierarzt mit der Übernahme der Gesprächsführung beginnen.

Nachteil Vielredner fühlen sich durch offene Fragen geradezu aufgefordert möglichst viel und lang zu erzählen. Es gilt, diese als solche zu erkennen und frühzeitig die Gesprächsführung zu übernehmen.

Am Ende eines Gesprächs, wenn man eigentlich auf den Punkt kommen will oder die Zeit drängt, sollten offene Fragen vermieden werden.

 Offene Fragen werden idealerweise zur Gesprächseröffnung verwendet.

Geschlossene Fragen

Geschlossene Fragen oder schließende Fragen heißen so, weil sie von vornherein schon die Antwortmöglichkeiten definieren. Hier wird kein Kanal geöffnet, sondern eher eine enge Gasse, die die Wahl auf wenige vorgegebene Optionen reduziert. Meistens besteht nur die Möglichkeit einer Nein- oder Ja-Antwort.

Geschlossene Fragen können auch Oder-Fragen sein, die den Patientenbesitzer zwingen, eine vorgegebene Entscheidung zu treffen.

Vorteil Durch geschlossene Fragen lässt sich sehr konkret die Gesprächsführung übernehmen, indem der Redefluss des Besitzers eingegrenzt wird. Der Tierarzt erhält sehr konkrete Antworten, wenn die Frage präzise genug gestellt war.

 Geschlossene Fragen ermöglichen Gesprächsführung.

Nachteil Diese Fragetechnik eignet sich nicht zur Gesprächseröffnung, da die Möglichkeit, zwischen den Zeilen zu lesen oder sich vermeintlich nebenbei zu äußern, ausgeblendet wird. So können wichtige Informationen verloren gehen. Zu schnell hintereinander gestellt können geschlossene Fragen auf den Tierbesitzer auch antreibend wirken und das Gefühl vermitteln, dass eigentlich keine Zeit da ist.

Tab. 3-3 Fragetechniken

Frageart	Beispiel
Offene Frage	Wie kann ich Miezi heute helfen? Wie geht es Bello denn?
Geschlossene Frage	Hat das Medikament geholfen?
Alternativfragen	Wollen wir Operationsmethode A oder B?
Suggestivfragen	Sie sind doch einverstanden, wenn …? Sie sehen es doch ähnlich …?
Rhetorische Fragen	Sie wollen doch, dass Sam wieder gesund wird, oder?
Motivierende Frage	Sie kennen Ihr Tier schließlich am allerbesten. Wie würden Sie den Zustand zur Zeit einschätzen?
Präzisierungsfragen	Wie viel Flüssigkeit nimmt Balu genau zu sich?

Andere Fragetechniken

Es gibt noch einige weitere Fragetechniken, deren man sich bedienen kann (Tab. 3-3).

3.12 Positiv formulieren

Es ist wichtig, den Tierhaltern gegenüber positive Formulierungen zu finden – und gleichzeitig Negativformulierungen möglichst zu vermeiden. Das vermittelt dem Tierbesitzer das Gefühl, dass er mit seinem Anliegen willkommen ist. Manchmal sind es Kleinigkeiten, die über eine, als sehr freundlich wahrgenommene, Kommunikation entscheiden. Dazu gehören Formulierungen wie:
- »gern«
- »selbstverständlich«
- »bitte«
- »danke«
- »natürlich«

Diese Worte vermitteln dem Tierhalter Freundlichkeit. Negativformulierungen oder unüberlegte Äußerungen wie:
- »Sie dürfen sich setzen und den Anmeldebogen ausfüllen!«
- »Na gut, …«
- »OK!«

3.12 Positiv formulieren

- Fragendes (langes) »Okay?«
- »Wenn es sein muss …«

vermitteln dem Tierhalter eine eher abweisende Grundhaltung, die es zu vermeiden gilt.

Exkurs

Vorsicht Ausnahme!
Hier gibt es eine wichtige Ausnahme. In den meisten Kommunikationsratgebern wird empfohlen, die Worte »müssen« oder »muss« zu vermeiden. Diese Empfehlung gilt nicht für die Tiermedizin, zumindest nicht im Zusammenhang mit medizinischen Ratschlägen oder Vorschlägen von Tierärzten an die Halter. Hier empfiehlt sich deren Einsatz sogar.
»Wir müssen diese Verletzung operieren.«

☹ »Das muss ich für Sie nachschauen.«
Dieser Satz macht dem Tierhalter deutlich, dass er Extraarbeit verursacht.
☺ »Das schaue ich gerne für Sie nach.«

☹ »OK, kann ich für Sie erledigen.«
Diese Formulierung wirkt angestrengt oder gelangweilt.
☺ »Selbstverständlich mache ich das gerne.«

☹ »Sie dürfen sich setzen.«
Auch wenn diese Formulierung häufig verwendet wird und eine gewisse umgangssprachlichen Rechtfertigung besitzt, stellt sie doch eine Erlaubnis dar.
☺ »Nehmen Sie doch noch einen Moment Platz, bitte.«

☹ »Da bin ich nicht informiert.«
Klingt unwillig und kann mangelnde Kompetenz signalisieren.
☺ »Ich mache mich schlau und melde mich.«

☹ »Da müssen Sie warten.«
Müssen stellt hier eine negative Formulierung dar, die einen, für den Besitzer ärgerlichen, Zwang signalisiert.
☺ »Bitte gedulden Sie sich etwas.«

☹ »Dafür bin ich nicht zuständig.«
Diese Formulierung ist zu alternativlos und bietet keine Hilfestellung.
☺ »Der zuständige Ansprechpartner in diesem Fall ist …«
☺ »Das kann ich Ihnen leider nicht beantworten/Da kann ich Ihnen leider momentan nicht weiterhelfen, aber ich werde die zuständige Kollegin benachrichtigen und wir melden uns dann sofort bei Ihnen.«

☹ »Heute geht hier gar nichts mehr.«
Diese Ausschließlichkeit gilt es zu vermeiden, vor allem wenn keine Option geboten wird.
☺ »Bis morgen Abend können wir es ermöglichen.«

☹ »Da haben Sie mich falsch verstanden.«
Dies wirkt beim Kunden wie eine Schuldzuweisung.
☺ »Da habe ich mich vielleicht missverständlich ausgedrückt.«

☹ »Schneller ging es nicht.«
Hier fehlt eine Begründung.
☺ »Danke für Ihre Geduld beim Warten. Wir haben heute leider einen kleinen Engpass.«

 Positive Formulierungen vermitteln Freundlichkeit.

3.13 Kongruenz

Albert Mehrabian hat 1967 mit seinen Studien zur nonverbalen Kommunikation einen wichtigen Sachverhalt der zwischenmenschlichen Kommunikation aufgezeigt: Wenn Körpersprache, Ton und Inhalt nicht übereinstimmen, geht die inhaltliche Information einer Botschaft weitgehend verloren.

Für eine effektive Übermittlung der Nachricht sollten alle Ebenen der Kommunikation (Gesichtsausdruck, Körpersprache, Stimme, verbale Aussage, Selbstkundgabe usw.) übereinstimmen (Abb. 3-2).

> **Definition**
> Man spricht von **Kongruenz** (Übereinstimmung), wenn Worte, Tonfall und Körpersprache zueinander passen.

Wenn die Informationen auf unterschiedlichen Kanälen nicht kongruent sind, irritiert das den Gesprächspartner. Wenn Sie z. B. zu einem Besitzer über dessen Hund sagen: »Er war ein ganz vorbildlicher Hund und hat uns viel Freude gemacht« und dabei aber ein verspanntes Gesicht machen, so wird der Hundebesitzer die Glaubwürdigkeit der Aussage anzweifeln. Oder jemand sagt zu Ihnen: »Ich arbeite gern mit dir zusammen«, und die Gesichtszüge zeigen ein verkrampftes Lächeln, so werden Sie ihm nicht glauben. Im Falle solch widersprüchlicher Botschaften, gibt am Ende die nonverbale Botschaft den Ausschlag. Die verbale Ebene verliert ihre Bedeutung.

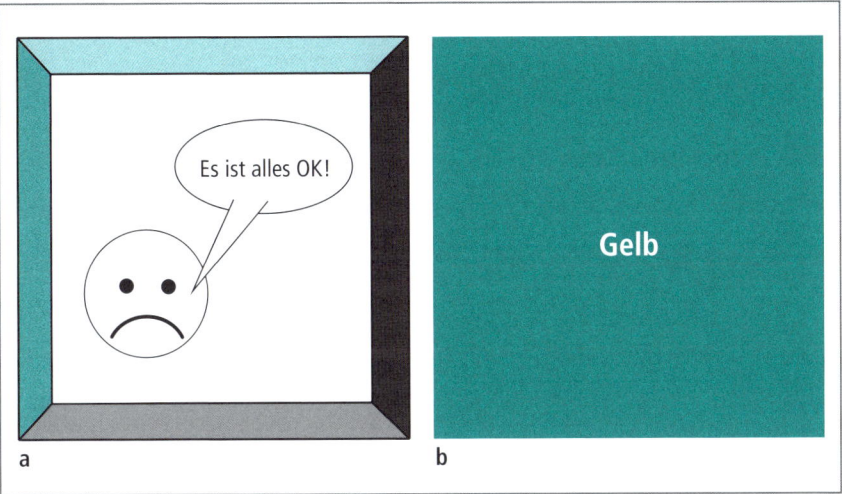

Abb. 3-2 Wenn Körpersprache/Farbe und Inhalt nicht übereinstimmen, geht die inhaltliche Botschaft weitgehend verloren.

> Verbale Information und nonverbale Aussage müssen zusammenpassen. Die nonverbale Ebene ist meist ausschlaggebend.

3.14 Lösungen anbieten

Tierbesitzer mit kranken Tieren wollen eine Lösung. Sie wollen die Ursache der Erkrankung ihres Tieres herausfinden und wollen wissen, wie man es am besten behandeln kann. Deswegen suchen sie einen Tierarzt auf. Auch wenn es sich um einen schwierigen oder scheinbar aussichtslosen Fall handelt, wollen sie trotz allem eine Lösung. Deshalb ist es die Aufgabe des Tierarztes, diese Lösung zu bieten. Dazu gehören: umfassend aufklären und einen eindeutigen Standpunkt einnehmen, z. B. im Hinblick auf die Notwendigkeit einer bestimmten Operation.

Auch in offenbar ausweglosen Situationen sollte der Tierarzt eine Lösung anbieten. Gerade bei unheilbaren Krankheiten fällt es den Besitzern oft schwer, den richtigen Moment für die Entscheidung zur Euthanasie zu fällen. Hier kann der Tierarzt über eine weitere »letzte«, z. B. komplementärmedizinische Alternative dem Besitzer das Gefühl vermitteln, alles getan zu haben. So erhält der Besitzer dazu auch mehr Zeit, die Entscheidung zu treffen. Das erleichtert es den Besitzern in den meisten Fällen, den letzten Schritt gemeinsam mit ihrem Tier zu gehen.

! Tierhalter wollen Lösungen.

3.15 Besondere Kommunikationssituationen

Folgende Kommunikationssituationen im tierärztlichen Alltag werden hervorgehoben behandelt, weil sie eines besonderen Augenmerks bedürfen:
- die Behandlung von Beschwerden und Konflikten,
- das Verhalten in Notfallsituationen,
- das chronisch kranke Tier und
- das Ende der Beziehung zwischen Tierhalter und seinem Tier: die Tiereuthanasie.

Tierärzte und ihre Kliniken oder Praxen werden gerade an solchen, über die normale Routine hinausgehenden, Situationen von Tierbesitzern entscheidend und nachdrücklich beurteilt. Diese Situationen haben das Potenzial, nachhaltigen Eindruck zu schaffen. Dies führt zu einer langfristigen Beziehung und im Idealfall zu einer positiven Weiterempfehlung.

3.15.1 Beschwerden und Konflikte mit Tierhaltern

! Es ist wichtiger, einen Kunden zu behalten, als einen neuen zu gewinnen.

Passives Beschwerdemanagement

Offene Beschwerden In jeder Praxis kommt es zu kleineren oder auch größeren Fehlern, die möglicherweise auch zu einer Beschwerde führen. Beschwerden stellen mitunter eine große Herausforderung für alle Beteiligten dar, vor allem, wenn unklar ist, wie konkret mit Beschwerden, also offenen Konflikten, umzugehen ist.

Proaktive Vermeidung von Beschwerden Zuerst kommt es darauf an, welche Einstellung eine Tierarztpraxis zu ihren Kunden, den Tierbesitzern, hat. Mit dieser Betrachtung steht und fällt das gesamte Dienstleistungsverständnis gegenüber den Kunden. Deshalb sollte sich jede Praxis oder Klinik der Diskussion zu diesem Begriff stellen. Folgende Fragen können hilfreich sein:
- Was versteht die gesamte Praxis unter dem Begriff Dienstleistung?
- Versteht sich die Praxis als Dienstleister?
- Wie steht die Praxis zu den Tierbesitzern, den Kunden?
- Wie steht die Praxis zu Kundenbeschwerden?
- Welchen konkret definierten Ablauf gibt es bei Beschwerden?

3.15 Besondere Kommunikationssituationen

Vor allem ein definierter Ablauf, wie mit eingehenden Beschwerden umzugehen ist, hilft in den meisten Fällen Beschwerdesituationen auf eine für alle Beteiligten angemessene Art und Weise aufzulösen. Vor allem auch, wenn alle Beteiligten die richtige Einstellung zu dem Thema mitbringen. Zusätzlich kann es sehr hilfreich sein, gemeinsam einige Formulierungen festzulegen und durchzuspielen

Da jede Tierarztpraxis oder -klinik zufriedene Kunden anstrebt, sollte bei genauer Betrachtung ein Kunde, der sich beschwert, immer als ein Geschenk für die Praxis angesehen werden. Derjenige, der die Beschwerde entgegennimmt, fühlt sich allerdings meist nicht wie jemand, der beschenkt wird.

Beschwerden weisen meist auf konkrete Missstände in einer Praxis hin und sollten deswegen unbedingt ernst genommen werden.

 Eine Beschwerde ist immer auch ein Gewinn für die Praxis.

Bei Beschwerden unzufriedener Tierbesitzer ist die eigene Einstellung entscheidend. Es hilft, sich in den Kunden hinein zu versetzen und sich die positiven Aspekte einer Beschwerde vor Augen zu führen, z. B. dass der Kunde weiterhin Kunde ist und sich nicht einen anderen Tierarzt sucht, ohne der Praxis die Chance zu geben, sich zu verbessern. Die Bearbeitung von Beschwerden und deren Lösung bietet außerdem die Möglichkeit, die Kundenbeziehung zu vertiefen, zu erhalten und positiv für sich zu werben, wenn es gelingt, aus einem unzufriedenen Kunden einen zufriedenen zu machen.

Sollte eine Beschwerde einmal nicht erfolgreich zu lösen sein, gibt ein sich beschwerender Kunde einem immer noch die Chance zur Schadensbegrenzung, bevor er weitere (evtl. sogar rechtliche) Maßnahmen ergreift. Zuletzt ist es aus ganz egoistischen Motiven sehr wichtig, Kundenbeschwerden zu erfahren und aufzulösen. Eine langfristige Kundenbeziehung ist die Basis für Vertrauen und damit gute Zusammenarbeit. Es ist weitaus schwieriger mit immer neuen Kunden umzugehen, die man nicht kennt und die noch nicht das Vertrauen zu ihrem Tierarzt aufgebaut haben.

Ablauf einer Kundenbeschwerde Insgesamt braucht es für den Umgang mit Beschwerden einen konkreten und definierten Ablauf, der in einer Teamsitzung erarbeitet werden sollte.

Übung

Erstellen Sie einen konkreten Ablauf für eine Kundenbeschwerde.
Folgende Punkte könnten dabei Beachtung finden:
- Jede Beschwerde, auch nebenbei von Tierbesitzern geäußert, wird ernst genommen.

> - Jede Beschwerde wird schriftlich, mit Namen des Tierhalters, Datum und Anlass fixiert.
> - Es gibt einen festgelegten Ablauf bei bestimmten, im Vorfeld definierten, Beschwerden wie z. B. über die Kosten.
> - Jede Beschwerde wird innerhalb einer definierten Zeitspanne bearbeitet.
> - Jede Beschwerde wird zu einer Lösung geführt.

Dieser Ablauf im Beschwerdemanagement wird eingehalten und jeweils nach Tierbesitzer bearbeitet.

Beschwerden können auf unterschiedliche Arten in die Praxis gelangen. Auf schriftlichem Wege, über andere Kunden, am Telefon, oder aber im direkten Gespräch, was die unangenehmste, letztlich aber auch die beste Variante ist. In der konkreten Kommunikationssituation, sei es am Telefon oder im Behandlungszimmer, sollte ein aufgebrachter Kunde professionell beruhigt werden. Dazu ist es sinnvoll und erforderlich, zuerst eine **emotionale Brücke** aufzubauen. In jeder Situation kann dies anders gelingen, aber empathisches kommunizieren ist immer richtig. Folgende Kommunikationsbeispiele sind hier zielführend, wenn es darum geht, den Konflikt zu deeskalieren:

- **Entschuldigung**
  ☺ »Das tut mir sehr leid, …«

- **Verständnis**
  ☺ »Das verstehe ich, dass Sie darüber verärgert sind.«

- **Lob**
  ☺ »Vielen Dank, dass Sie uns da Bescheid geben/sich dazu nochmal melden/sich die Mühe machen …«

- **Dem Kunden Recht geben** (z. B. bei versprochenen, aber nicht erfolgten Rückrufen, oder zu langer Wartezeit)
  ☺ »Sie haben vollkommen recht damit, dass Sie zu lange warten mussten. Leider war das aufgrund der momentanen Situation hier nicht anders zu regeln. Ich hoffe Sie haben dafür Verständnis.«

- **Den Kunden zurückgewinnen**.
  ☺ »Was kann ich für Sie tun, damit Sie wieder zufrieden sind?«

Danach können Sie sich dem eigentlichen Problem bzw. dessen Lösung zuwenden. Dabei sind folgende Punkte hilfreich und tragen zur Lösung bei:
- Halten Sie sich immer die positiven Aspekte solcher Beschwerden vor Augen (s. o.).

3.15 Besondere Kommunikationssituationen

- Nehmen Sie sich der Angelegenheit selbstbewusst an. Oft hilft dabei schon die eigene Körperhaltung. Wenn man sich klein fühlt, sollte man sich bei solchen Gesprächen aufrecht hinsetzen oder sogar hinstellen, um sich selbst und anderen Souveränität zu vermitteln.
- Bleiben Sie bei sich. Nehmen Sie die Beschwerde nicht persönlich.
- Bewahren Sie sich Ihr Lächeln.
- Lassen Sie den Kunden möglichst ausreden und hören Sie erst einmal zu.
- Führen Sie das Gespräch aktiv, indem Sie aktives Zuhören anwenden und Interesse zeigen (»aha«, »genau«, »ich verstehe«). Stellen Sie Fragen zum Sachverhalt.
- Fassen Sie zusammen. So verdeutlichen Sie, dass Sie verstanden haben, worum es geht.
- Es hilft, den Tierhalter mit seinem Namen anzusprechen (aber nicht übertreiben, sondern maßvoll verwenden).
- Bieten Sie Lösungen an, statt Schuldige zu suchen.
- Besprechen Sie den konkreten Verbleib oder fragen Sie ggf. nach, welche Lösung der Kunde sich wünscht.
- Erledigen Sie das Problem mit Priorität und kümmern sich selbst darum, statt den aufgebrachten Kunden »weiterzureichen«.
- Erfragen Sie das Problem und grenzen Sie es damit ein.
- Seien Sie offen für die Beschwerden und Sorgen der Tierhalter, die aus ihrer Sicht erst mal berechtigt sind. Deshalb gilt: Die Beschwerden und Sorgen der Kunden sind ernst zu nehmen, bis sich durch interne Klärung des Sachverhalts das Gegenteil herausstellen sollte.
- Bieten Sie konkrete Lösungen an: »Ich werde mich darum kümmern und rufe Sie zurück.«
- In Einzelfällen kann eine angemessene Wiedergutmachung angeboten werden.

Aktives Beschwerdemanagement

Versteckte Beschwerde Es ist eine Tatsache, dass die meisten Beschwerden nicht geäußert werden. Nur ein geringer Teil der Tierbesitzer ist überhaupt bereit, sich mit seiner konkreten Unzufriedenheit an seinen Tierarzt zu wenden. Viele Patientenbesitzer können nicht konkret äußern, was sie am Tierarzt stört. Es handelt sich eher um ein Bauchgefühl, das einfach nicht passt. Bei manchen werden die ursprünglichen Erwartungen nicht mehr erfüllt. Die vorliegende Beschwerde ist versteckt. Dadurch steigt die Wechselbereitschaft der Kunden enorm.

Proaktives Handeln Um dem entgegenzuwirken, lässt sich auch ein aktives Beschwerdemanagement betreiben, indem man seine Kunden »gut im Blick« hat. Über Mimik, Gestik, Stimme und Körperhaltung kommt, wie wir gelernt haben, viel Ungesagtes zum Ausdruck. Beobachten Sie Ihre Kunden während des Gesprächs und der Behandlung und gehen Sie dementsprechend auf erkennbare Bedürfnisse Ihrer Kunden proaktiv ein. Die schlechtere Variante wäre, die Patientenbesitzer mit ihrer unausgesprochenen Unzufriedenheit, die manchmal nur auf Missverständnissen beruht, nach Hause gehen zu lassen.

Beispiel Während der Behandlung müssen Tiere häufig fixiert werden. Beobachten Sie in dieser Situation die Halter gut. Sehr häufig ist in der Mimik abzulesen, wie zufrieden sie mit der Art und Weise der Fixierung sind. Sprechen Sie den Halter proaktiv an und begründen Sie Ihre Vorgehensweise. Lassen Sie dem Halter im Zweifel die Wahl. Die Kunden werden Sie als einfühlsam und aufmerksam wahrnehmen.

Zusammenfassend kann festgestellt werden, dass ein gutes Beschwerdemanagement erreichen kann, dass zufriedenere Tierbesitzer in die Praxis kommen. Deshalb ist es wichtig, Beschwerden zu sammeln und anschließend in einer Teamsitzung zu diskutieren. Dies legt erst die Grundlage für eine wirkliche Verbesserung.

Unlösbare Beschwerden

Es ist im Hinblick auf die Vermeidung von unlösbaren Beschwerden ein besonderes Augenmerk auf die Aufklärung zu legen. Sprechen Sie mögliche Komplikationen, schwierige oder langfristige Therapieverläufe immer im Vorfeld an. Der Satz »Das hätten Sie mir aber vorher sagen müssen« könnte ansonsten die entsprechende Unzufriedenheit des Besitzers ausdrücken. Diese Unzufriedenheit endet nicht selten in einem unlösbaren Konflikt, der den Verlust dieses Kunden zur Folgen haben könnte.

Fehler eingestehen

Es ist nicht immer leicht, Fehler einzugestehen, aber es ist nun einmal manchmal notwendig. Sollte einnmal eine Dosierung falsch berechnet worden sein, informieren sie den Besitzer umgehend und entschuldigen sie sich eindringlich.

Ähnlich verhält es sich mit »vermeintlichen« Fehlern. Damit sind Abweichungen von medizinischen Vorgenhensweisen gemeint, die zum Beispiel von Kollegen als Fehler oder als nicht *lege artis* bezeichnet werden könnten. Dies kann beispielsweise eine bestimmte, an diesen Fall individuell abgestimmte, Therapievariante sein, oder aber eine nicht hundertprozent richtg sitzende Schraube.

Hier empfiehlt sich eine proaktive Offenheit, erklärend oder aufklärend auf den Kunden zuzugehen und die Umstände unter denen es dazu gekommen ist zu erklären. Das heißt, z. B. bei oben genanntem Beispiel sollte in Bezug auf die spezielle Therapievariante eine Aufklärung im Vorfeld stattfinden, die gut begründet erklärt, warum gerade diese Therapie bei diesem Tier gewählt wird,

3.15 Besondere Kommunikationssituationen

um damit bereits im Vorfeld ein »OK« einzuholen und den Halter sozusagen von Anfang an »mit in's Boot zu holen«. Dies erspart unangenehme Rechtfertigungen im Nachhinein, die leicht unglaubwürdig wirken können, vor allem, wenn die Therapie nicht wie gewünscht verläuft.

Vermeintliche Fehler, die erst im Nachhinein als solche erkennbar sind, wie die nicht richtig sitzende Schraube, die erst im postoperativen Röntgen zu überprüfen ist, können nicht proaktiv aufgeklärt werden. Nichtsdestotrotz empfiehlt sich auch hier eine vorbeugende Offenheit, die auf einer Begründung basieren sollte. Es kann verschiedene, nachvollziehbare Gründe für eine nicht perfekt sitzende Platte oder Schraube geben. Teilen Sie dies dem Besitzer mit, um eventuelle später auftretende Beschwerden zu vermeiden, die sie dann nicht mehr kontrollieren können.

Sollte mal etwas grundlegend schief gegangen sein, was als solches auch erkennbar ist, empfiehlt sich nur noch das Angebot der Nachbesserung, zumindest wenn dafür auch die Möglichkeit besteht, zum Beipiel im Falle einer Nachoperation. Darüberhinaus sollte die Nachoperation selbstverständlich kostenfrei sein. Dies sollte aber wirklich nur angeboten werden, wenn es sich um einen selbstverschuldeten Fehler handelt. Erwartbare Komplikaktionen sollten unbedingt im Vorfeld, im Rahmen der Aufklärung, besprochen werden, damit diese auch als solche im Nachhinein zu identifizieren sind.

3.15.2 Notfälle

Ein Notfall ist immer eine besondere Situation für alle Beteiligten und bedarf deshalb einer besonderen Kommunikation. Wie auch Kapitel 2.1.2 zeigt, kann die Schwierigkeit allein schon darin bestehen, sich zu einigen, was ein Notfall ist. Auch in der Kommunikation zum Notfall ist die Einstellung elementar.

 Allein die Tierbesitzer »entscheiden« darüber, was ein Notfall ist.

Ähnlich wie im Beschwerdemanagement sollte es auch für Notfallsituationen einen bestimmten festgelegten und immer gleichen Ablauf geben, der idealerweise im gesamten Team erarbeitet wird. In Notfallsituationen ist für die Tierbesitzer eine stimmige Kommunikation auf allen Ebenen wichtig, auch auf der nonverbalen Ebene. An solchen, über die normale Routine hinausgehenden Situationen, messen die Tierbesitzer die Qualität der Praxis. Deswegen sind bestimmte interne standardisierte Abfolgen wichtig, die allen Beteiligten bekannt sind. Grundlegend wichtig sind vor allem folgende Punkte:
- Festgelegter Standard
- Ruhe bewahren und sicher auftreten
- Schnelles Handeln und Vorgehen
- Verbindliche Aussagen

- Empathie für den Tierhalter
- Erstuntersuchung so schnell wie möglich

Das kann im Einzelnen bedeuten, dass, falls mehrere Tierärzte in der Praxis arbeiten, immer ein Notfalltierarzt im Dienst ist. Dieser sollte auch ein Notfalltelefon bei sich tragen, sodass er ständig erreichbar ist. Es sollte nach Möglichkeit einen festgelegten Raum geben, der für Notfälle vorgesehen und entsprechend vorbereitet ist. Zusätzlich könnte noch eine Tierärztliche Fachangestellte eingeteilt sein, sodass nicht lange nach Hilfe gesucht werden muss.

Unerlässlich ist, dass die Anmeldung über diese Einteilungen informiert ist. Sobald ein Tierbesitzer mit einem Notfall angekündigt ist oder die Praxis betritt, wird direkt der zuständige Arzt informiert. Während des ersten Kontaktes werden bereits so viele Informationen wie möglich erfragt, die für die Vorbereitung der Behandlung relevant sein könnten. Diese Fragen sollten in einem Teammeeting erarbeitet werden.

Patientenbesitzer in Notfallsituationen werden unverzüglich in den festgelegten Raum gebracht. Dadurch signalisiert die Praxis Handlungsbereitschaft und Schnelligkeit auf der nonverbalen Ebene, und das ist letztlich auch für das gesamte Wartezimmer sichtbar. Die gegenteilige Vorgehensweise, den Tierhalter erst im Wartezimmer Platz nehmen und im schlimmsten Fall lange warten zu lassen, macht demhingegen einen äußerst schlechten Eindruck.

 Notfälle in der Tierarztpraxis sind immer auch öffentlichkeitswirksam.

Fallbeispiel

In einer großen Klinik, mit einem sehr vollen Wartezimmer, kommt ein Katzenhalterpaar mit einer Katze als Notfall. Die Mitarbeiterin an der Anmeldung fordert die Besitzer auf, einen Moment Platz zu nehmen, ein Tierarzt würde sich gleich um sie kümmern. Sie gehen samt Katze in das volle Wartezimmer, ohne dass ein Blick auf die Katze geworfen wurde. Nachdem einige Zeit vergangen war, meldeten sich die Besitzer noch einmal an der Anmeldung und äußerten ihre Sorge. Wieder wurden sie vertröstet. Als der behandelnde Tierarzt eintraf, war die Katze in ihrem Korb gestorben.

Wenn aus baulicher Sicht keine sofortige Verlegung in einen Behandlungsraum möglich ist, sollte zumindest folgende Kaskade eingehalten werden:
- Nach Möglichkeit sollte unverzüglich ein Tierarzt ins Wartezimmer geholt werden, der das Tier zumindest im Hinblick auf die dringendsten Notfallsymptome untersucht. In nicht so dringenden Notfällen kann er die Besitzer erst einmal beruhigen. So gewinnt er Zeit, einen geeigneten Raum zu finden. Im Falle eines unverzüglichen Handlungsbdedarfs sollte auf den OP-Saal oder den Röntgenraum zurück gegriffen werden.

3.15 Besondere Kommunikationssituationen

- Steht kein Tierarzt zur Verfügung, sollte die erste Notfallversorgung durch einen erfahrenen Helfer gewährleistet sein. Trotzdem sollte dies nur unter dem Hinweis geschehen, dass gleich ein Arzt kommt, der sich das Tier noch einmal anschaut.

Wichtig bezüglich der gesamten Vorgehensweise und der dazugehörigen Kommunikation ist, dass erst einmal jeder angekündigte Notfall auch grundlegend als solcher angesehen wird. Erst in weiteren Schritten kann gegenüber dem Tierbesitzer – je nach Untersuchungsergebnis – deeskaliert werden. Dies darf in keinem Fall geschehen, ohne dass sich jemand das Tier näher angesehen hat.

Voraussetzung ist eine empathische Grundhaltung gegenüber jedem Tierbesitzer. Dessen Gefühle dürfen nicht verletzt werden, auch wenn der subjektiv empfundene Notfall medizinisch anders eingestuft wird. Zur Reaktion auf einen Notfall am Telefon siehe auch Kapitel 9.

3.15.3 Das chronisch kranke Tier

Chronisch kranke Tiere oder Tiere mit einem möglicherweise langwierigen Heilungsverlauf, bergen einige Herausforderungen, die bei »normalen« Patienten nicht auftreten.

Das ist zuallererst die sehr intensive, umfangreiche und gleichzeitig empathische Aufklärung zu Beginn der Behandlung. Das Ziel ist, dem Tierhalter die Schwierigkeiten und möglichen Komplikationen zu verdeutlichen, die die Erkrankung zur Folge haben könnte.

Dises Vorgehen fördert u. a. auch das Vertrauen des Halters in seinen Tierarzt. Deshalb sollte die Aufklärung sehr umfassend, vor allem aber vorausschauend geführt werden, ohne die Kunden dabei unnötig zu beunruhigen. Viele erwartbare Aspekte des Krankheitsverlaufs, etwa Komplikationen oder bestimmte Störungen des Allgemeinbefindens, wie z. B. vermehrtes Trinken oder Hecheln, vor allem aber auch mögliche Rückschläge oder häufig auftretende Fehler seitens des Tierhalters, können im Vorhinein besprochen werden. Zum einen werden dadurch Erwartungen und Möglichkeiten klar definiert, zum anderen ist dies eine Gelegenheit tierärztliche Kompetenz auszustrahlen. Ein solcherart etabliertes Vertrauensverhältnis führt zu mehr Compliance.

Verzichtet man auf diese Aufklärung, besteht die Möglichkeit, dass falsche Erwartungen oder zu große Hoffnungen aufgebaut werden. Darin muss ein Grund für, letztlich berechtigte, Beschwerden, zumindest aber eine gewisse Unzufriedenheit gesehen werden, der jedoch leicht vermieden werden kann.

> [!] Chronische Erkrankungen bedürfen von Anfang an einer umfassenden Aufklärung und einer intensiven Begleitung.

Es ist nicht unwahrscheinlich, dass ein Laie von den gleichen Heilungschancen ausgeht, wie er sie von alltäglichen Erkrankungen, wie z. B. Durchfall, kennt. Selten gehen Laien von einem sehr langwierigen Prozess aus, an dem sie überdies selbst intensiv beteiligt sein können. Auf all diese Aspekte gilt es ausdrücklich hinzuweisen. Dafür muss man einen klaren Standpunkt beziehen. Eine führende Aufklärung ist wichtig, damit der Halter die Bedeutung und Notwendigkeit seiner persönlichen Mitarbeit erkennt. Ansonsten besteht die bereits erwähnte Gefahr, dass er anschließend Beschwerden vorbringt, die sich z. B. folgendermaßen äußern können:

- »Hätten Sie mir das von Anfang an gesagt, …«
- »Hätte ich gleich gewusst, wie wichtig das ist, …«
- »Das hätten Sie mir doch sagen müssen …

Im ungünstigsten Fall drückt sich die Unzufriedenheit nicht in einer Beschwerde aus, sondern führt zu Abbruch der Therapie. In einem solchen Fall hat der Tierarzt die Compliance des Tierbesitzers verloren, die jedoch gerade bei der Behandlung von chronisch kranken Tieren von grundlegender Bedeutung ist.

Gerade im Fall einer beispielsweise notwendigen Ausschlussdiät bei einem Allergiepatienten kann die Aufklärung nicht deutlich und intensiv genug sein. Es muss unmissverständlich deutlich werden, welche Folgen die Maßnahmen für alle Beteiligten sowie deren Umfeld haben. Dabei steht nicht so sehr die richtige Formulierung im Vordergrund, als vielmehr die intensive, detailgenaue Schilderung des kompletten Ablaufs. So kann dies im Falle der Ausschlussdiät etwa der Hinweis sein, dass davon nicht nur das normale Futter betroffen ist, sondern ebenso alle sonstigen Leckerli, die dem Tier auch von Dritten zugereicht werden könnten.

Eine stetige Wiederholung der eingangs besprochenen Details der Aufklärung ist empfehlenswert. Zu erwartenden Beschwerden tritt man mit Verständnis entgegen:

☺ »Natürlich verstehe ich Ihren Unmut, aber wie Sie sich sicher erinnern, haben wir bereits zu Beginn der Behandlung darüber gesprochen, dass Sie sehr viel Geduld mitbringen müssen.«

☺ »Ich verstehe natürlich, dass Ihnen das alles sehr schwer fällt. Da geht es Ihnen wie den meisten Besitzern. Deswegen habe ich gleich zu Anfang deutlich zu machen versucht, dass ein solcher Heilungsverlauf mit derartigen Komplikationen möglich ist.«

☺ »Ich weiß aus Erfahrung um die Schwierigkeiten, die diese Art von Erkrankung für viele Tierhalter mit sich bringen kann. Aber genau deswegen müssen wir jetzt am Ball bleiben.«

3.15 Besondere Kommunikationssituationen

Tab. 3-4 Umgang mit Haltern chronisch kranker Tiere

Intensive Aufklärung	Chronische Erkrankungen bedürfen einer umfassenden und vorausschauenden Aufklärung.
Prognosen	Erfahrungsbasierte Prognosen vorausschauend ansprechen.
Zeitmanagement	Planen Sie für diese aufwendigen Fälle ausreichend Zeit ein.
Details	Berücksichtigen Sie in Ihrer Kommunikation die wichtigen Details.
Standpunkt und Auftreten	Bestimmte Aspekte benötigen einen sehr klaren Standpunkt.
Empathie	Besitzer mit chronisch kranken Tieren brauchen viel Verständnis und Unterstützung.
Abrechnung	Berücksichtigen Sie den Mehraufwand in Ihrer Abrechnung.
Wiederholung	Begleiten Sie die Tierhalter, indem Sie immer wieder über die wichtigen Aspekte der Erkrankung und deren Behandlung sprechen.
Begleitung	Planen Sie gemeinsam mit dem Besitzer regelmäßige Kontrolltermine und versuchen Sie zwischen den Terminen den telefonischen Kontakt aufrechtzuerhalten.

Indem der Tierarzt von Anfang an eine intensive Begleitung mittels einer konkreten und engmaschigen Kontrollterminplanung mit dem Halter bespricht, bleibt das Vertrauensverhältnis auch im Anschluss gewahrt. Dies sollte durch die Bereitstellung einer telefonischen Beratung unterstützt werden (Tab. 3-4).

3.15.4 Tiereuthanasie

Die Euthanasie, als tierärztliche Tätigkeit, hat aus unterschiedlichen Gründen eine besondere Stellung. Da hier die emotionale Belastung aller Beteiligten am größten ist und sich gleichzeitig die effektivste Bindung zum Kunden erzeugen lässt, ist hier auch die zugehörige Kommunikation am schwierigsten. Ähnlich wie bei der Notfallkommunikation und dem Beschwerdemanagement, steht auch im Falle der Tiereuthanasie die Qualität der gesamten Praxis in besonderem Maße im Fokus der Besitzer. Missmanagement und unglückliche Kommunikation erzeugen mitunter eine, relativ gesehen, übergroße Unzufriedenheit. Gleichzeitig gilt aber eben auch das Gegenteil. Deswegen lässt sich gerade zu diesem Thema ein Alleinstellungsmerkmal für die ganze Praxis erarbeiten, das jede Marketingmaßnahme blass erscheinen lässt.

Es unterstützt sämtliche Abläufe der Tierarztpraxis, sich zu dieser Thematik bereits im Vorfeld grundlegende Gedanken zu machen. In einer Teamsitzung sollte ein fester Standard erarbeitet werden, der jedem Mitarbeiter bekannt ist. Im Zusammenhang mit der Tiereuthanasie spielen die Rahmenbedingungen, die schon ohne Worte wirken, eine wichtige Rolle. Folgende Fragen helfen einzugrenzen, welche Punkte besonders beachtet werden sollten.

- Gibt es einen bestimmten Raum, der zur Verfügung stehen kann?
- Gibt es z. B. eine spezielle Decke oder eine Kerze, die den Haltern eine besondere Situation und einen entsprechenden Umgang seitens der Praxis signalisieren, wenn die Euthanasie im »normalen« Behandlungsraum stattfindet?
- Hat der Halter die Möglichkeit, sich in angemessener Weise von seinem Tier zu verabschieden?
- Hat er nach Abschluss die Möglichkeit, die Praxis durch einen alternativen Ausgang zu verlassen?
- Wie wird die Bezahlung geregelt?
- Gibt es Informationsmaterial zu Bestattungsmöglichkeiten?

Viele Aspekte begleiten die Tiereuthanasie und zeigen dem Besitzer auf der nonverbalen Ebene, wie sich die Praxis bemüht, einen angemessenen Rahmen zu schaffen. Schon vor dem eigentlichen Gespräch zwischen Tierarzt und Besitzer ist es möglich, eine respektvolle Atmosphäre zu schaffen.

Die kommunikative Aufgabenstellung, die sich hier für den Tierarzt verbirgt, ist, wie so oft, das richtige Verhältnis von Distanz und Nähe herzustellen und den, für den Besitzer, richtigen und notwendigen Standpunkt einzunehmen. Jeder Besitzer ist anders. Manchmal reagieren die Halter unerwartet, wenn es sich um den nahenden Verlust ihres Tieres handelt. Der Tierarzt sollte diese verschiedenen Varianten so neutral wie möglich begleiten. Kapitel 3.7 weist bereits auf das Verhältnis Distanz und Nähe hin. Der Tierarzt sollte sich fragen, ob, und wenn ja, in welchen Fällen, er z. B. Umarmungen zulassen will. Die Entscheidung dazu ist selbstverständlich nur persönlich zu treffen, aber sie sollte im Vorfeld bedacht werden.

> **Übung**
>
> Stellen Sie sich die Frage, wie viel Nähe Sie wirklich zulassen wollen.
> Wichtig ist hierbei auch der Aspekt, von wem Sie sich zum Beispiel umarmen lassen wollen, vor allem aber auch, von wem gerade nicht.
> Bedenken Sie auch, an welchem Ort Sie diese Nähe zulassen wollen. Zum Beipiel müssen Sie sich fragen, ob das Wartezimmer oder ein ähnlicher öffentlicher Ort der Richtige sein könnte. Andere Besitzer könnten anhand dieses Beipiels ähnliche »Ansprüche« stellen.

Die Erfahrung aus zahlreichen Tiereuthanasiesituationen zeigt, dass vor der Entscheidung dazu, der Standpunkt und die damit verbundene Begleitung des

3.15 Besondere Kommunikationssituationen

Tierarztes von enormer Bedeutung für die Tierhalter sind (Kap. 3.10). Es ist die intensive und empathische Begleitung des Tierarztes, welche den Unterschied für die Tierbesitzer macht. In den meisten Fällen sind die Besitzer mit der Situation, ihr Tier einschläfern zu lassen, überfordert. Es ist die Aufgabe des Tierarztes, den richtigen Zeitpunkt zu finden und die Besitzer angemessen darauf vorzubereiten. An diesem Punkt ist es entscheidend, dass das Vorgehen für den Tierbesitzer passen muss, es gibt kein Standardvorgehen. Jeder Besitzer reagiert anders.

Die Besitzer fordern den Tierarzt häufig auf, seinen Standpunkt zu äußern. Aus Sicht der Tierhalter ist es meist der Tierarzt, der die Entscheidung über Leben oder Tod treffen soll. Das wollen oder können sie nicht selbst. Am Ende müssen und sollen die Halter natürlich selbst entscheiden. Trotzdem hat nur der Tierarzt die Kompetenz, die medizinischen Aspekte der Entscheidung zu beurteilen und diese sollte er auch in den Vordergrund stellen.

> Der Tierarzt hat die medizinische Kompetenz zur Beurteilung des »richtigen Zeitpunktes«.

Bei aller Wichtigkeit des tierärztlichen Standpunktes sollte der Tierarzt dennoch auf die Auswirkungen und den Einfluss seiner Einstellung achten. Es ist seine Aufgabe, die Besitzer über alle bestehenden Möglichkeiten aufzuklären, auch wenn er sie selbst nicht mehr durchführen würde. Der Besitzer entscheidet, welche Wege er mit seinem und für sein Tier geht. Für den einen kommt z. B. eine Chemotherapie als Möglichkeit nicht in Frage, andere Besitzer nutzen auch die letzte Therapie, mit welchen Kosten diese auch immer verbunden sein mag. Zu jeder Zeit bleibt es die tierärztliche Aufgabe, den Besitzer bei jedem Krankheitszustand seines Tieres zu begleiten und offen über alle Möglichkeiten aufzuklären. Dies ist in Kapitel 3.8 thematisiert und sehr wichtig für die jeweilige Situation des Besitzers.

Manchmal muss der Tierarzt akzeptieren, dass der Besitzer nicht loslassen kann oder nicht einsehen will, dass sein Tier unheilbar krank ist. Dann sollte der Tierarzt, zumindest wenn es vertretbar erscheint, dem Besitzer Zeit ermöglichen, um die notwendige Akzeptanz wachsen zu lassen. Dafür braucht man empathische Fähigkeiten und Verständnis für den Halter, auch wenn das Tier ganz offensichtlich leidet.

Für junge Assistenztierärzte gibt es die Möglichkeit, den Inhaber selbst oder – je nach Größe der Tierarztpraxis oder -klinik – einen Oberarzt hinzuzuziehen, um für den eigenen Standpunkt mehr Unterstützung zu finden. Hier ist Akzeptanz sich selbst gegenüber nötig.

Es gibt einige Beispielsätze, die diese Situationen möglicherweise erleichtern:

☺ »Ich verstehe, dass Sie sich von Spike nicht trennen können, aber aus medizinischer Sicht haben wir wirklich alles Menschenmögliche getan.«

☺ »Das einzige, was wir noch versuchen könnten, wäre … Wenn das nicht hilft, müssen wir uns mit dem Gedanken auseinandersetzen Kira zu erlösen.«

☺ »Auch wenn die Prognose nicht wirklich gut ist, bleibt zumindest eine letzte Option. Wir könnten Luna noch …«

☺ »Ich weiß, dass diese Operationsmethode zu diesem Krankheitsbild im Internet kursiert, aber ich denke, dass es in Ronjas Fall keine Option ist.«

☺ »Ich denke Sie brauchen noch etwas Zeit, bis Sie diese Entscheidung wirklich treffen können. Aus ärztlicher Sicht sind ein paar Tage ganz sicher noch vertretbar.«

☺ »Aus meiner Sicht sollten wir Pogo wirklich nicht weiter leiden lassen. Ich denke, heute wäre der richtige Zeitpunkt, ihn von seinen Schmerzen zu erlösen.«

☺ »Die Diagnose ist wirklich eindeutig, es bleibt uns bedauerlicherweise nur eine Entscheidungsmöglichkeit.«

Die vielen verschiedenen Variationen zeigen bereits, wie unterschiedlich die jeweiligen Situationen sind. Die Kommunikation ergibt sich sehr konkret aus der vorliegenden Situation.

Schlechte Nachrichten überbringen

Jeder Fall, der in einer Euthanasie endet, beginnt mit der Mitteilung der schlechten Nachricht. Darauf sind die Tierhalter nicht immer vorbereitet. Somit liegt eine weitere Schwierigkeit des gesamten Tiereuthanasieprozesses in dieser Eröffnungsphase. Es ist die Aufgabe des Tierarztes, die Besitzer ihren Erwartungen und Möglichkeiten entsprechend, so gut wie möglich durch diesen Prozess zu begleiten. Dabei eröffnen sich viele Möglichkeiten der Qualitätsdarstellung.

Situationen, die mit der Verkündung von schlechten Nachrichten zu tun haben, gibt es mehrere im tiermedizinischen Alltag. Jede Situation folgt, wie bereits in Kapitel 3.4 beschrieben, ihren eigenen Gesetzen. Eine schlechte Nachricht am Ende einer Kaufuntersuchung eines Pferdes hat eine ganz andere Qualität, als eine überraschend schlechte Diagnose für einen Familienhund. In jedem Fall braucht es eine situations- und besitzerbezogene Einfühlsamkeit, die allen Beteiligten gerecht wird.

Folgende Formulierungen sollten Sie nicht übernehmen:

☹ »Das wird nichts mehr. Den können Sie nur noch totmachen.«

☹ »Da können wir nichts tun.«

3.15 Besondere Kommunikationssituationen

☹ »Die wird heute eingeschläfert.«

☹ »Der geht nirgendwo mehr hin. Nur noch in den Himmel.«

☹ »Den können Sie nur noch dem Schlachter verkaufen.«

Diese Beispiele zeigen, wie es zwischen Tierarzt und Tierhalter nicht laufen sollte. Selbstverständlich braucht es z. B. in der Pferdepraxis in Bezug auf ein bestimmtes Klientel auch mal eine gewisse kommunikative Robustheit, aber trotzdem bleibt Kommunikation eine Frage des richtigen Maßes.

In einigen Fällen sind sich Besitzer und Tierarzt nicht einig, wann und aus welchem Grund ein Tier eingeschläfert werden sollte. Vor allem gilt dies, wenn weitere Behandlungsmöglichkeiten die Besitzer finanziell überfordern. Hier muss jeder Tierarzt für sich eine Grenze finden, wie er zu solchen Situationen stehen will und kann. Da diese Situationen gerade für junge, wenig erfahrene Assistenztierärzte oft überfordernd sind, sollte der Inhaber der Praxis diese Grenzen in einem gemeinsamen Gespräch für alle festlegen.

Wenn Tierhalter mit einer schlechten Nachricht konfrontiert werden, die an ihren Grundfesten rüttelt, reagieren sie im ersten Moment schockiert. Zum Überbringen einer derartig erschütternden Nachricht braucht der Tierarzt z. T. Mut, Empathie und Respekt vor dem jeweiligen Schicksal und den Empfindungen dieser Person in der Situation. Man sollte vor allem darauf gefasst sein, dass die Reaktion des anderen einen selbst mitnehmen könnte.

Verschiedene »Stufen«, schlechte Nachrichten zu verarbeiten

Die Verarbeitung solcher Nachrichten läuft bei vielen Menschen nach einem ähnlichen Schema ab (Tab. 3-5; vgl. Königswieser 2003):

1. Schock

Wird ein Tierbesitzer mit einer für ihn erschütternden Nachricht konfrontiert, kann er unter Umständen geschockt reagieren: Für manche Besitzer kann der drohende Verlust eines Tieres eine ernst zu nehmende Krise darstellen, die in eine schockartige Situation führen kann. Typische Anzeichen dafür sind:
- Blässe
- Schweißausbrüche
- Zittern
- Orientierungslosigkeit
- Fassungslosigkeit bis hin zu einer Art Erstarrung.

Tab. 3-5 Phasen der Trauerbewältigung

Phase	Optimale Reaktion des Tierarztes
1. Schock	Schonend, aber offen aufklären und informieren
2. Hoffnung	Realistisch bleiben
3. Aggression	Abgrenzen
4. Depression	Schuldzuweisung vermeiden
5. Trauerarbeit	Empathie zeigen
6. Neues Lebenskonzept	Unterstützen, beraten

Als Tierarzt sollten Sie folgende Punkte besonders beachten:
- Kündigen Sie die »schlechte Nachricht« schonend an.

☺ »Ich habe Ihnen jetzt bedauerlicherweise etwas Unangenehmes mitzuteilen. Bitte setzen Sie sich doch.«

- Teilen Sie die Nachrichten und Fakten zügig und direkt, ohne viel Umschweife, mit.
- Es kann hilfreich sein, die Diagnose in einfachen Worten noch einmal zu wiederholen.
- Zu diesem Zeitpunkt sind gut gemeinte Ratschläge fehl am Platz.
- Es sollte keine Verzögerungstaktik angewendet oder »um den heißen Brei herum geredet« werden.

2. Hoffnung auf Rückgängigmachen

In dieser Phase kann der Tierhalter die schlechte Nachricht noch nicht glauben, will sie nicht wahrhaben, hofft auf einen Irrtum. Häufig schütteln die betroffenen Tierhalter immer wieder den Kopf. Hier kann es dazu kommen, dass Tierhalter eine zweite Meinung brauchen und diese auch bei einem anderen Tierarzt einholen.

An dieser Stelle sollten keine unrealistischen Hoffnungen genährt werden.

Die Tierhalter fragen in so einer Situation nach dem »Warum«? Tierärzte sollten auf diese Möglichkeit vorbereitet sein und eine Begründung parat haben.

3. Aggression

Manchmal, wenn es für Tierhalter zu viel wird, beginnt die Phase der Aggression. Dahinter versteckt sich der Versuch, sich gegen die Realität zu wehren. Im schlimmsten Fall werden diese Gefühle auf den anwesenden Tierarzt übertragen.

3.15 Besondere Kommunikationssituationen

Lassen Sie diese Aggressionen bei dem trauernden Besitzer und nehmen Sie die Aggression nicht persönlich.

- ☺ »Das ist schon OK so, ich wäre an Ihrer Stelle auch wütend, wenn es sich um mein Tier handeln würde.«

4. Depression

In dieser Phase erkennt der Halter: Es hilft nichts. Er erfährt unter Umständen die eigene Ohnmacht. In Einzelfällen kann es zur Selbstanklage, zu Scham- oder Schuldgefühlen kommen. Dieser Haltertypus macht sich selbst Vorwürfe und glaubt, etwas falsch gemacht zu haben. Diese Sorge sollte ihm genommen werden.

- ☺ »Sie haben ganz sicher nichts falsch gemacht. Leider kommen derartige Fälle in der Praxis immer wieder vor.«

Hier sollten Vorwürfe oder Schuldzuweisungen schon im Ansatz vermieden werden.

Der Kunde ist nie Schuld! Auch wenn Sie es besser wissen oder vorher gewusst haben. (Sie und Ihr Team haben es kommen sehen …) Das alles sollte bei Ihnen bleiben, nicht ausgesprochen oder angedeutet werden und so neutral wie möglich übergangen werden.

5. Trauerarbeit

Zum Schluss kommt die Phase des Loslassens. Erst an diesem Punkt sieht der Halter wirklich, was geschehen ist und ist bereit, konkrete Ratschläge bzw. Ideen anderer anzunehmen. Zu trauern ist für den Tierhalter ein wichtiger Prozess, der dabei unterstützt, das Ende zu akzeptieren. Hier können noch lange nach Abschluss des Falles, aufmunternde Worte seitens der Praxis sehr hilfreich sein. Dies könnte z. B. ein Anruf sein oder eine Trauerkarte, mit der man fragt, wie es dem Tierbesitzer seit dem Tod seines Tieres ergangen ist.

6. Neue Identität, neues Lebenskonzept

Diese ist die letzte Phase, in der sich der Halter bereits wieder der Zukunft zuwendet. In dieser Phase wird zumeist die Planung für die Anschaffung eines neuen Tieres ins Auge gefasst.

3.16 Verbesserung der Compliance durch gelungene Kommunikation

Unter dem Begriff Compliance versteht man die Kooperationsbereitschaft des Patienten(-besitzers) bzw. seine Therapietreue im Hinblick auf die vorgegebene Medikation oder andere wichtige Hinweise zur Gesundung.

Wichtig ist dabei die Beachtung des besonderen, in Kapitel 5 noch einmal in einem anderem Zusammenhang besprochenen, Verhältnisses, in dem der Tierarzt zu seinen Patienten steht. Das besondere in der Tiermedizin ist die Aufgabe, beim Tierhalter die notwenige Compliance zu erzeugen, obwohl dieser nicht der eigentliche Patient ist. In der Tiermedizin bringt der Halter den Patienten mit und muss, nur indirekt von der Symtomatik betroffen, direkt für die Einhaltung der Therapie Sorge tragen. Hier liegt eine besondere Aufgabenstellung, die hauptsächlich auf der kommunikativen Ebene zu lösen ist. Insofern ist die Qualität der Kommunikation zwischen Tierarzt und Halter direkt verantwortlich für das Complianceniveau.

Darüberhinaus sind es die gleichen Qualitäten in der Kommunikation, die auf die Bindung des Tierbesitzers Auswirkungen haben (Tab. 3-6). Somit gibt es einen direkten Zusammenhang zwischen der Compliance der Kunden und deren Bindung an ihren Tierarzt und die jeweilige Praxis oder Klinik. Man kann es nicht oft genug erwähnen, aber die Qualität der Kommunikation zwischen Tierarzt und Tierhalter über alle Aspekte hinweg, hat einen direkten Einfluss

Tab. 3-6 Wichtige Faktoren, die Haltercompliance verbessern können

Faktoren	Umsetzung
Empathie	Verstehen Sie Einwände und Sorgen der Besitzer.
Aufklärung	Klären Sie umfassend auf, auch über mögliche Risiken. Aber auch über die Kosten.
Zeitmanagement	Nehmen Sie sich angemessene Zeit für die Belange der Besitzer. Vermeiden Sie Termindruck sichtbar werden zu lassen.
Erklären	Jemand geeignetes aus der Praxis sollte sich die Zeit nehmen, die Heimanwendungen gut zu erklären.
Akzeptanz	Akzeptieren Sie, unter für das Tier vertretbaren Umständen, auch einmal alternative Heilmethoden, wenn dies der Wunsch der Besitzer ist. Oder bieten Sie andere Möglichkeiten an, die für den Besitzer machbar und akzeptabel sind.

3.16 Verbesserung der Compliance durch gelungene Kommunikation

auf den gesamten Praxiserfolg. Nicht zuletzt, weil die Compliance mit über den letztlichen medizinischen Erfolg entscheidet, der selbstverständlich neben allen anderen wichtigen Aspekten, eine entscheidende Rolle für den dauerhaften Erfolg der Praxis darstellt.

Um es noch einmal kurz auf den Punkt zu bringen: Ohne erfolgreiche Kommunikation gibt es keine Bindung und auch keine optimale Kooperation in medizinischen Belangen und damit auch langfristig keinen Erfolg.

Ganz praktisch umgesetzt kann das zum Beispiel bedeuten, dass alle am Fall Beteiligten den Tierhalter aktiv unterstützen. Hierzu müssen alle Mitarbeiter auf dem gleichen Informationsstand sein und auch dementsprechend geschult werden, wenn zum Beispiel Heimanwendungen auch von Tiermedizinischen Fachangestellten erklärt werden sollen. Idealerweise lassen Sie es den Besitzer einmal selber ausprobieren, damit gegebenenfalls vor Ort korrigiert werden kann, so dass sicher gestellt ist, dass die Medikamente auch richtig appliziert werden. Die Erfahrung zeigt, dass hier häufig Missverständnisse auftreten können.

4 Nonverbale Kommunikation – die »Kundenreise«

Wegen der Wichtigkeit der nonverbalen Aspekte der Kommunikation (Kap. 1.2) sollen hier am Beispiel einer sogenannten »Kundenreise« die relevanten verbalen und nonverbalen Aspekte eines Patientenbesuches anschaulich dargestellt werden. »Kundenreise« ist ein Begriff aus dem Service Design, geprägt von Professor Birgit Mager (Mager 2009). Damit wird der Weg des Kunden durch einen konkreten Dienstleistungserbringungsprozess anschaulich und praxisorientiert demonstriert. Die »Kundenreise« hilft, den gesamten Ablauf der Praxis hindurch aus der Perspektive des Kunden wahrzunehmen. Für den Tierarzt bedeutet die »Kundenreise« also, dass er aus Sicht des Tierhalters erleben kann, wie er mit seinem erkrankten Tier in die Praxis kommt, dort aufgenommen wird und wie sein Tier behandelt wird. Damit ist es möglich, mehr Verständnis für die Bedürfnisse des Kunden zu erlangen, für sich und das gesamte Praxisteam mögliche Rückschlüsse zu ziehen und diese in konkreten Verbesserungen umzusetzen.

Im Rahmen dieser Kundenreise werden viele Aspekte, Schwierigkeiten und Fragen verdeutlicht, die die Besitzer bei einem Praxisbesuch machen bzw. sich konkret stellen – ob nun bewusst oder unbewusst. Diese »Kundenreise« ist somit auch ein gutes Mittel, um sich vor der sogenannten Betriebsblindheit zu schützen. Darüber hinaus wird deutlich, wie wichtig auch die vielen kleinen Teilschritte sind, die im Gesamtprozess der Patientenbehandlung eine Rolle spielen – vor allem für die Qualitätswahrnehmung der Besitzer, die am Ende entscheidend ist.

 Über die Qualität der tierärztlichen Dienstleistung »entscheidet« ausschließlich der Besitzer.

Nehmen wir im Folgenden also beispielhaft den Blickwinkel eines Patientenbesitzers ein, der zum ersten Mal unsere Praxis besucht. Um diesen Blickwinkel intensiv zu verdeutlichen, sind die folgenden, sich aus dem Verlauf ergebenden, Fragen in der Ich-Form gestellt.

Es empfiehlt sich, die eigene Praxis anhand der gestellten Fragen selbst einmal zu spiegeln und dementsprechend zu überprüfen.

> **Übung**
>
> Machen Sie sich auf die Reise!
> Überlegen Sie sich ein Tier, mit dem Sie sich vorstellen können, durch Ihre eigene Praxis zu »reisen«. Welche Beschwerden hat das Tier?
> Gibt es Punkte, auf die Sie besonders achten möchten? Haben Sie bestimmte Fragen an Ihre Praxis?
> Ist die Praxis gut erreichbar?
> Was erwarten Sie von der Anmeldung?
> Welche Wartezeiten würden Sie akzeptieren?
> Welche Erwartungen würden Sie an eine gute Aufklärung stellen?

Kontaktaufnahme

Mein Tier ist krank und ich entscheide mich, einen Tierarzt aufzusuchen. Dann könnte der erste Kontakt über das Internet stattfinden.
- *Wie ist hier die Kommunikation?*
- *Finde ich mich auf der Internetseite zurecht?*
- *Gibt es eine Wegbeschreibung und Fotos von der Praxis und dem Team, damit ich mir eine Vorstellung machen kann?*

Oder ich entscheide mich, direkt in der Praxis anzurufen und einen Termin zu vereinbaren. Im Normalfall findet an der Anmeldung der erste Kontakt statt.
- *Ist die Praxis erreichbar oder gerate ich in eine Warteschleife?*
- *Wie freundlich werde ich aufgenommen?*

Es kann auch sein, dass ich spontan zur Öffnungszeit die Praxis besuche.
- *Wie begegnet man mir, wenn ich mich entscheiden sollte, spontan und unangemeldet in die Praxis zu fahren?*
- *Werde ich freundlich behandelt?*
- *Welchen Eindruck gewinne ich vor Ort?*
- *In welchem Zustand befinden sich Gebäude und Außenanlagen?*
- *Welche Parkmöglichkeiten gibt es?*

Oder ich rufe einen Tierarzt zu meinem Pferd in den Stall.
- *Ist er pünktlich?*
- *Informiert er mich über Verzögerungen?*
- *Wie wirkt sein Praxisauto auf mich?*

Daran lässt sich erkennen, wie viele Merkmale es gibt, die auf den Kunden bereits einwirken, bevor er überhaupt die Praxis betritt. Schon eine zu lang andauernde

Parkplatzsuche kann den Kunden insgesamt verstimmen, vor allem, wenn es sich in der Wahrnehmung des Besitzers um einen Notfall handelt.

Erster persönlicher Kontakt mit der Praxis

- *Wie ist die Begrüßung, wenn ich, möglicherweise gestresst, die Praxis betrete?*
- *Wie ist die Begrüßung, wenn der Stalltierarzt auf den Hof fährt?*

Viele Eindrücke wirken auf mich ein. Dazu zählen Sauberkeit, Ordnung, Architektur oder auch Gerüche.
- *Herrscht eine ruhige Atmosphäre oder geht es vielleicht gerade hektisch zu?*
- *Werde ich wahrgenommen und gleich – zumindest mit Augenkontakt – begrüßt, wenn ich durch die Tür trete?*
- *Wie lange wird die Wartezeit sein, unterscheidet sie sich mit oder ohne Termin?*
- *Werde ich in der Zwischenzeit betreut, indem mir z. B. ein Kaffee angeboten wird?*
- *Werde ich über nicht vorhersehbare Verlängerungen der Wartezeiten informiert?*

Wieder gibt es eine lange Liste von Eindrücken und Wahrnehmungen, die den Besitzer beeinflussen, bevor überhaupt ein Kontakt mit dem Tierarzt stattgefunden hat. All diese Eindrücke »kommunizieren« mit dem Tierhalter und treffen eine Gesamtaussage über die Praxis. Aufgrund dieser Aspekte macht sich der Besitzer ein Bild von der Qualität der Praxis und zieht Rückschlüsse auf die fachliche Qualität des Tierarztes und damit der gesamten Praxis. Da die Besitzer die tierärztliche Kompetenz nicht beurteilen können, suchen sie sich sogenannte Sekundärmerkmale, die ihnen ersatzweise ein Bild von Qualität verschaffen (Kap. 1.5.1). Den Hauptanteil dieser Sekundärmerkmale, also z. B. Hygiene, Gerüche, erster Eindruck der Praxisausstattung, einheitliche Teamkleidung etc. bilden die hier beschriebenen nonverbalen Kommunikationsaspekte.

 Die Besitzer suchen sich Sekundärmerkmale zur Beurteilung von Qualität, weil sie die tierärztliche Kompetenz nicht einschätzen können.

Erster Kontakt mit dem Tierarzt

Nachdem der Kunde die Praxis oder Klinik betreten hat und im Wartezimmer auf den Tierarzt wartet, hat er bereits viel erlebt. Dabei sind die bisherigen Eindrücke von der Praxis, die spätere Begegnung und anschließende Kommunikation mit dem Tierarzt entscheidend. »Kommunikation erzeugt Gefühle«, hieß es in Kapitel 1.1. Was ist, wenn die bisherige Kommunikation der Praxis, also z. B. eine vorher nicht angekündigte zu lange Wartezeit, zu einer eher angespannten Grundstimmung bei dem Tierbesitzer geführt hat? Wie wird jetzt der erste Kontakt zum Tierarzt sein, wenn er zu seinem Termin gebeten wird?

- *Werde ich persönlich vom Tierarzt abgeholt?*
- *Werden mein Tier und ich freundlich mit Namen begrüßt?*
- *Werde ich durch eine Sprechanlage aufgefordert, in einen bestimmten Raum zu kommen? Begleitet mich eine Tiermedizinische Fachangestellte in den Behandlungsraum?*
- *Werde ich dort direkt und persönlich vom Tierarzt begrüßt? Mit Handschlag?*
- *Sitzt der Tierarzt noch mit dem Rücken zu mir, dem PC zugewandt und erhebt sich dann langsam, um, ohne viel Worte zu verlieren, mit der Behandlung zu beginnen?*

Es lässt sich leicht erkennen, wie viele Details dem Tierbesitzer auf seiner Reise durch eine Praxis oder Klinik begegnen. Sie alle senden versteckte Botschaften und vermitteln dem Besitzer ein Gesamtgefühl. Das kann entweder von Wertschätzung bestimmt sein, oder von Stress und Innengerichtetheit. Innengerichtetheit bedeutet in diesem Zusammenhang, dass der Fokus des Handelns nicht auf den Kunden gerichtet ist, sondern auf die Gestaltung und Bewältigung des Berufsalltags. Im schlimmsten Fall kann der Eindruck entstehen: »Das Einzige, was stört, ist der Kunde.«

 Innengerichtetheit ist das Gegenteil von Kundenorientierung.

Im Idealfall ist die gesamte Praxis mit allen Abläufen und Handlungen auf das Wohl des Tieres und auf die Zufriedenheit des Besitzers ausgerichtet. Dazu braucht es die notwendige Empathie, sich in den Besitzer hinein zu versetzen. Man sollte versuchen, die eigene Praxis und das, was der Patientenbesitzer darin erlebt und wahrnimmt, im Sinne dieser Kundenreise aus den Augen des Besitzers wahrzunehmen.

Der Kunde und sein Tier müssen im Zentrum des Handelns stehen. Auf diesen Anspruch sollten auch alle Aspekte der Kommunikation ausgerichtet sein.

Im Behandlungsraum

Im Behandlungsraum angekommen, wird die Wahrnehmung, geprägt durch das vorher erlebte, noch intensiver.

Wie ist hier die Hygiene?
Wie ist die Gesprächsatmosphäre während der Anamnese?
Wird mir das Gefühl vermittelt, dass man Zeit für mich und mein Tier hat?
Hetzt der Tierarzt durch die Sprechstunde, weil wieder zu viele Tierbesitzer ohne Termin gekommen sind?
Fühle ich mich während der Anamnese ernst genommen, z. B. wenn ich preisgebe, dass ich der Homöopathie sehr positiv und offen gegenüberstehe?

3.16 Verbesserung der Compliance durch gelungene Kommunikation

> **Übungen**
>
> Überprüfen Sie sich selbst kritisch anhand der folgenden Begriffe. Welche treffen auf die Kommunikationskultur in Ihrer Praxis zu?
> ☐ freundlich
> ☐ verbindlich
> ☐ empathisch
> ☐ zuvorkommend
> ☐ offen
> ☐ abweisend
> ☐ gehetzt
> ☐ verständlich
> ☐ konzentriert
> ☐ ruhig
> ☐ aufmerksam
> ☐ strukturiert
> ☐ unorganisiert
> ☐ langsam
> ☐ unaufmerksam
> ☐ gestresst
> ☐ zuvorkommend
> ☐ hilfsbereit

Wenn die Untersuchung beginnt, stehen für den Tierbesitzer folgende Fragen im Vordergrund:
- *Wie wird mit meinem Tier umgegangen?*
- *Strahlt der Tierarzt Sicherheit aus? Bei allem, was er tut?*
- *Ist eine Struktur erkennbar?*
- *Wie umfangreich ist die Untersuchung? Macht alles Sinn?*
- *Ist mir klar, warum diese Untersuchung stattfindet?*
- *Bekomme ich während der Untersuchung ein Feedback über den Zustand meines Tieres?*
- *Geht der Tierarzt auf Zwischenfragen ein?*
- *Bekomme ich nach Abschluss der Untersuchung eine Zusammenfassung und, wenn möglich, eine Verdachtsdiagnose?*
- *Wird mir abschließend umfassend erklärt, was die nächsten Schritte sein könnten/sein müssten? Macht der Tierarzt dabei einen sicheren, klaren und vor allem kompetenten Eindruck?*

- *Fühle ich mich umfassend über alle Möglichkeiten aufgeklärt? Habe ich einen Überblick über die Kosten und Risiken der möglichen Diagnostik oder Therapie erhalten?*
- *War die Kommunikation verständlich? Wurden viele Fachworte verwendet? Gab es Raum für Fragen? Wurden meine Fragen angemessen beantwortet?*
- *Wurde mein Tier während der gesamten Untersuchung gut und kompetent behandelt?*
- *Macht alles insgesamt einen organisierten Eindruck?*

An dieser Stelle ließen sich weit mehr Fragen stellen, die für den Besitzer wichtig sein können und darüber entscheiden, wie er sich insgesamt mit der Behandlung seines Tieres gefühlt hat.

> **Übung**
>
> Setzen Sie diese Fragen fort.

Unabhängig davon, ob das Tier gesund wird oder nicht, bestimmt die positive Beantwortung dieser Fragen, die abschließende Beurteilung des Behandlungserfolges durch den Besitzer entscheidend. Das gilt besonders, wenn eine Heilung der vorliegenden Krankheit nicht möglich sein sollte.

Es sei an dieser Stelle ein typisches Beispiel aus dem tierärztlichen Alltagsleben hervorgehoben, anhand dessen sich die Bedeutung der nonverbalen Ebene in diesem Prozess deutlich machen lässt. Besitzer legen z. B. allergrößten Wert darauf, wie ihr Tier auf den jeweiligen Tierarzt reagiert. Dabei ergeben sich drei relevante Möglichkeiten:
- Das Tier reagiert positiver auf den Tierarzt als erwartet.
- Das Tier reagiert negativer auf den Tierarzt als erwartet.
- Das Tier reagiert neutral.

Aufgrund dieser Wahrnehmung wird der Besitzer, wenn auch nicht immer gerechtfertigte, konkrete Rückschlüsse auf die jeweilige Qualität des Tierarztes ziehen. Insofern ist es immer geboten, die Untersuchung eines Tieres mit der allergrößten Umsicht und Empathie dem Besitzer gegenüber zu beginnen. Allein die Erkenntnis dieser Notwendigkeit kann viele einzelne Abläufe, wie z. B. das Zeitmanagement, konkret infrage stellen, obgleich es sich hier lediglich um die Betrachtung eines einzelnen nonverbalen Teiles der Behandlung handelt.

Eine Operation wird notwendig

Im Falle der Notwendigkeit einer Operation oder einer Narkose kommen noch weitere Anforderungen auf den Tierarzt zu. Vor dem Hintergrund der in Kapitel 2.1 beschriebenen Gefahr der Selbstverständlichkeit ist es an dieser Stelle sehr wichtig, das Mittel der Empathie richtig einzusetzen und auf die nicht immer klar formulierten Sorgen und Ängste der Besitzer entsprechend einzugehen. Aufgrund der Professionalisierung ist die Gefahr groß, den Besitzer nicht genügend ernst zu nehmen.

Wieder gibt es viele Fragen, die zu stellen wären, um sich in die Lage des Besitzers zu versetzen. An dieser Stelle sollen deshalb nur einige genannt werden:
- *Wurde mir der Ablauf umfassend genug erklärt?*
- *Habe ich alle Schritte, die unternommen werden müssen, hinreichend verstanden?*
- *Wurden mir die Kosten für diese notwendigen Schritte hinreichend erklärt?*
- *Meine Sorgen und Einwände (so abwegig sie auch waren) wurden ernstgenommen und man zeigt Verständnis für meine Situation?*

> **Übungen**
>
> Setzen Sie diese Fragen fort.
> - War ich empathisch genug?
> - Hatte der Besitzer genügend Zeit sich zu entscheiden?
> - Sind die Alternativen besprochen?
> - Waren meine Argumente überzeugend?
> - Konnte ich meinen Standpunkt sicher und klar darstellen?
> - …

Nach Abschluss der Operation ist in jedem Fall ein Anruf seitens der Praxis oder Klinik über den Verlauf der Operation zu empfehlen. Sollte dieser dem Besitzer verbindlich inkl. einer konkreten Uhrzeit versprochen sein, so sollte dieses Versprechen unbedingt eingehalten werden. Unterbleibt dieser Anruf, führt dies unweigerlich zu einer enormen Unzufriedenheit, die das gesamte bisherige Praxiserleben ins Negative verwandeln kann. Das Warten nach der OP ist verständlicherweise für die meisten Besitzer erst mal eine sehr ungewohnte und vor allem sehr angespannte Situation. Hier muss der Tierarzt versuchen, diese Spannung so schnell wie möglich abzubauen und getroffene Zusagen einhalten.

Abschluss der Behandlung

Nach Abschluss der Behandlung kommt es zur Verabschiedung von Besitzer und Tier. Hier ist wieder das gesamte Praxisteam gefordert, Mensch und Tier einen freundlichen und professionellen Abschied zu ermöglichen, der positiv in Erinnerung bleibt.

Auch am Ende der Behandlung sind aus Besitzersicht noch entscheidende Fragen zu beantworten.
- *Wie lange muss ich auf die Bezahlung meiner Rechnung warten?*
- *Wird mir die Anwendung der abgegebenen Medikamente umfassend erklärt?*
- *Kommt ein Lächeln seitens der Praxis?*
- *Bekomme ich bei auftretenden Fragestellungen zeitnah einen Rückruf?*

Bei der Entscheidung, ob ein Besitzer sich für ein Wiederkommen entscheidet, sie weiter empfiehlt oder sich z. B. dazu entschließt die Operation doch in einer anderen Praxis durchführen zu lassen, kommt es – selbstverständlich in unterschiedlicher Gewichtung – auf alle hier beschriebenen Teilaspekte an.

Insofern empfiehlt es sich, diese Kundenreise mindestens einmal für sich selbst und anschließend noch einmal mit der gesamten Praxis durchzuführen. Möglicherweise sogar, indem man den gesamten Weg auch physisch zurücklegt. In einem anschließenden Teammeeting können Erlebnisse diskutiert und festgehalten werden, sodass sie konkrete Veränderungsprozesse ermöglichen.

Übung

Erarbeiten Sie in einem Teammeeting die Veränderungen, die sich aus der »Kundenreise« ergeben haben.

5 Im Behandlungsraum – Umgang mit Tier und Mensch

Das Behandlungszimmer, der Behandlungsraum oder die Außenpraxis für den Pferdepraktiker ist der Ort, an dem sich Kunde und Tierarzt am intensivsten begegnen. Hier findet der wichtigste Teil der Kommunikation zwischen beiden statt. Deshalb liegt auf diesem Raum auch das Hauptaugenmerk dieses Kapitels. Der Verlauf dieser Kommunikation bestimmt das Verhältnis zwischen Patientenbesitzer und Tierarzt. Zum einen kurzfristig im Hinblick auf die aktuelle Behandlung und den damit verbundenen Behandlungserfolg. Zum anderen langfristig im Hinblick auf die Bindung, die zwischen Patientenbesitzer und Tierarzt entsteht. Diese Bindung entscheidet letztlich über den gesamten Praxiserfolg. Eines der vorrangigen Ziele jedes Tierarztes sollte daher, wie bereits erwähnt, die Kundenzufriedenheit sein. Die daraus resultierende Bindung zum Tierarzt und der Praxis macht aus Erstkunden Stammkunden. Und jede Praxis braucht Stammkunden, die ihre Tiere, insbesondere im Falle aufwendigerer Krankheiten, regelmäßig vorstellen und behandeln lassen. Nichtsdestoweniger muss Bindung, im Sinne von Vertrauen und Zufriedenheit, immer wieder bestätigt werden. Nur zufriedene Besitzer tragen die medizinischen Entscheidungen ohne viele Diskussionen mit.

Darüber hinaus hat die Qualität und Intensität dieser Bindung entscheidenden Einfluss auf die Compliance des Besitzers. Sowohl in Bezug auf die grundlegende Entscheidung für oder gegen eine empfohlene Diagnosemethode oder Therapie als auch in Bezug auf die notwendige Durchführung der Heimanwendungen in bestimmten Therapien. Insbesondere fördert eine gelungene Bindung überhaupt erst die Bereitschaft, die Praxis wieder aufzusuchen und weiterzuempfehlen. Insofern ist es nur zu verstehen, dass der größte Teil des Praxiserfolgs von dem erfolgreichen Verlauf der Interaktion zwischen Besitzer und Tierarzt abhängt. Diese Interaktion wird zum allergrößten Teil durch die erwähnten Aspekte der Kommunikation bestimmt.

 Der Praxiserfolg wird durch die erfolgreiche Interaktion zwischen Tierarzt und Tierhalter bestimmt.

Deshalb ist es wichtig, sich die in Kapitel 4 erarbeiteten Fragen immer wieder aufs Neue zu stellen.

Das ist nur ein Teil der Fragen, die das Erleben des Besitzers betreffen. Der Grundstein für erlebten Erfolg, aber auch erlebten Misserfolg wird im Behandlungszimmer, oder eben in der Außenpraxis im Stall, gelegt. Es gibt viele kommunikative Faktoren, die einen enormen Einfluss auf den Erfolg oder Misserfolg eines Behandlungsverlaufs haben können. Was dabei tatsächlich zu beachten ist und welche Faktoren den Verlauf erfolgreich gestalten können, soll das nun folgende Kapitel klären.

5.1 Fallführung und Behandlungsaufbau

Für einen erfolgreichen Verlauf der Behandlung ist die Einhaltung einer konkreten und immer gleichen Struktur grundlegend wichtig. Gerade für Tierärzte, die noch am Beginn ihrer beruflichen Karriere stehen, ist diese Struktur von enormer Bedeutung, da deren Einhaltung dem Kunden sowie dem Tierarzt selbst eine gewisse Sicherheit geben.

Auf der Ebene der nonverbalen Kommunikation wird dem Kunden Strukturiertheit und ein organisierter Ablauf signalisiert. Beides sind ausschlaggebende Qualitätsmerkmale. Darüber hinaus ergibt sich dadurch ein, auch für den Kunden erkennbarer sich wiederholender Rahmen, ein roter Faden, der durch Zäsuren an den immer gleichen Stellen gekennzeichnet ist.

Dies vermittelt das vertrauenerweckende Signal hoher Organisiertheit und verleiht dem Patientenbesitzer ein Gefühl der Sicherheit, das er auf die gesamte Praxis bezieht. Das wird vor allem dann wichtig, wenn es zu der Entscheidung kommen sollte, dass sein Tier stationär aufgenommen werden muss.

 Struktur vermittelt Sicherheit.

Ein letzter und wichtiger Vorteil dieses strukturierten Behandlungsaufbaus stellt die vereinfachte Abrechnung dar. Durch die klar unterscheidbaren Behandlungsschritte, die im Folgenden beschrieben werden (Tab. 5-1), lassen sich einzelne Leistungspositionen der GOT leichter, und auch für den Kunden nachvollziehbarer, in Rechnung stellen.

5.1.1 Begrüßung und Anamnese

Jede Behandlung sollte natürlich mit der Begrüßung des Besitzers beginnen. Auch der Patient sollte, wenn möglich mit Namen, angemessen in die Begrüßung miteinbezogen werden. Idealerweise wird der Kunde persönlich mit Handschlag begrüßt. Dabei wird Augenkontakt aufgenommen, die Führung aufgebaut.

Entgegen der Gewohnheit der meisten Tierärzte in der Praxis sollte am Anfang die Anamnese stehen, während der das Tier noch nicht auf den Behandlungstisch genommen wird. Man sollte noch nicht mit der Untersuchung beginnen. Das Gleiche gilt auch für die Behandlung von Pferden.

5.1 Fallführung und Behandlungsaufbau

Tab. 5-1 Behandlungsstruktur

Begrüßung	Augenkontakt
Anamnese	Aktiv zuhören, Führung aufbauen, »Die richtigen Fragen stellen«, Vorgehensweise besprechen
Allgemeine Untersuchung	Untersuchung beschreiben, Ergebnisse und Nebenbefunde präsentieren
Eingehende Untersuchung	Untersuchung beschreiben, Ergebnisse zusammenfassen
Aufklärung Diagnostik	Standpunkt finden und halten, umfassend und vollständig aufklären
Aufklärung Therapie	Standpunkt finden und halten, umfassend und vollständig aufklären
Durchführung	Anwendungen zeigen, den Wert der Behandlung noch einmal betonen
Verabschiedung	Persönlich, an Rückrufe denken

Dazu bittet der Kleintierpraktiker den Besitzer, je nach räumlicher Möglichkeit, erst einmal Platz zu nehmen. Der Tierarzt gibt sich selbst durch die Einhaltung dieser Vorgehensweise die Möglichkeit des so wichtigen und in Kapitel 3.3 besprochenen aktiven Zuhörens. Dem Besitzer wird dadurch signalisiert, dass man sich Zeit für ihn und sein Tier nimmt. Gleichzeitig eröffnet sich dadurch, zumindest für den Kleintierarzt, die Möglichkeit, die Anamnese bereits im Rahmen der Untersuchung vollständig zu dokumentieren.

Praxistipp

Dies sollte aber auf jeden Fall dem Kunden gegenüber mit folgendem Beispielsatz kommuniziert werden:

☺ »Ich schreibe das nur kurz mit, damit wir es dann auch gleich vollständig haben und nichts übersehen.«

In der Pferdepraxis könnte eine Tiermedizinische Fachangestellte diese Aufgabe im Sinne eines Diktats übernehmen, zumindest wenn in einer Klinik untersucht wird.
  Vorteile der Struktur:
- Mehr Ruhe
- Aktives Zuhören wird ermöglicht
- Mehr Qualitätsdarstellung

- Details gehen weniger verloren
- Kein Zeitverlust
- Möglichkeit zur Dokumentation
- Klarere und bessere Abrechnung

Die **Qualität** der Anamnese wird durch diese Vorgehensweise deutlich erhöht, weil mehr Ruhe und Aufmerksamkeit für die oftmals wichtigen Details vorhanden ist. Auch hier liegen die Vorteile eindeutig aufseiten der Berufsanfänger, die diese Ruhe brauchen können, um eine vollständige Anamnese zu gewährleisten. Dass diese Qualität die Basis jeder Diagnostik ist, sei hier nur der Vollständigkeit halber erwähnt. Nichts desto trotz sollte gerade hier ein besonderes Augenmerk auf die kommunikativen Aspekte der Anamnese gelegt werden.

Der richtige Einsatz von geschlossenen und offenen Fragen wie in Kapitel 3.11 beschrieben ist hier sehr wichtig. Die erste Frage nach der Begrüßung sollte möglichst eine offene Frage sein, die dem Besitzer die Möglichkeit gibt, sich erst einmal zu äußern:

☺ »Was führt Sie denn heute zu mir?«

☺ »Wie kann ich Max heute helfen?«

Im Falle einer Wiedervorstellung sollten natürlich die gleichen Regeln gelten, nur können dann einige Schritte etwas kürzer aus- oder auch ganz wegfallen, wenn keine weitere Diagnostik nötig wird. In der Wiedervorstellung liegt das Augenmerk mehr auf dem Therapieverlauf. Dabei sollte der Tierarzt immer die Compliance des Besitzers im Blick haben und zum einen die Anwendung der mitgegebenen Medikamente abfragen, zum anderen aber auch eventuelle Nebenwirkungen oder Veränderungen des Allgemeinbefindens abfragen:

☺ »Und wie klappt es mit der Gabe der Tabletten?«

☺ »Wie verträgt Max die Medikamente?«

☺ »…und fressen tut er normal…?«

☺ »Wie ist Shadow denn nach der Behandlung gelaufen, in den letzten zwei Wochen?«

Hier ist es sehr wichtig »nah« am Tierhalter zu sein und nicht den Fokus auf das Tier zu legen. Dem Tier kann es aus medizinischer Sicht durchaus schon besser gehen, während der Besitzer gleichzeitig aber eine bestimmte Unzufriedenheit aufgebaut haben kann. Und es kann auch genau andersherum laufen, so dass es dem Tier eher schlechter geht, ohne dass dies dem Besitzer aufgefallen wäre. Diese Wiedersprüche gilt es zu bemerken und dementsprechend auch anzusprechen.

5.1 Fallführung und Behandlungsaufbau

Ansonsten kann sich der ganze Fall in eine unerwünschte Richtung bewegen, die zu einem späteren Zeitpunkt nicht mehr zu verändern ist.

☺ »Auf mich macht Max heute schon einen besseren Eindruck, aber ich bemerke bei ihnen eine gewisse Unzufriedenheit.«

Darüberhinaus ist es sehr wichtig und empfehlenswert die Tierhalter für ihre Mitarbeit, und erscheint sie noch so gering oder selbstverständlich, zu loben und zu bestärken.

☺ »Das mit den Tabletten haben sie wirklich gut hinbekommen. Ansonsten würde es Max nicht so gut gehen.«

☺ »Sie haben sich offenbar wirklich sehr streng an unseren Therapieplan gehalten. Das hat Max wirklich gut getan. Man kann die Fortschritte sehr deutlich sehen. Machen sie genauso weiter.«

☺ »Ich wünschte alle Besitzer würden so gut mitmachen wie Sie!«

Es hat sich bewährt eine Art Fragenkatolog in der jeweiligen Klinik oder Praxis zu erarbeiten, der nach Möglichkeit in die Praxisverwaltungssoftware integriert wird. Anhand dieses Fragenkatalogs sollte jeder neue Fall abgearbeitet werden, damit kein Punkt ungefragt bleibt bzw. vergessen wird.
Beispielsweise auch folgende Detailfragen nach
- Trinkmenge,
- Kotabsatz,
- Urinabsatz,
- Dauermedikation,
- Auslandsaufenthalt,
- anderen Tiere im gleichen Haushalt.

Diese Detailfragen oder Fragen die ein bestimmtes Thema eingrenzen sollen, sollten eher als geschlossene Fragen gestellt werden, die demnach kurz und knapp beantwortet werden können, es sei denn, es ergeben sich bestimmte Auffälligkeiten, die dann dementsprechend weiter eingegrenzt werden müssen.
- »Trinkt Max zur Zeit normal?«, »Wie viel trinkt Max zur Zeit?«
- »Ist der Kotabsatz normal?«, »Wie ist der Kotabsatz?«
- »Leben noch andere Tiere in Ihrem Haushalt?«
- »Ist der Kot eher gelb oder braun?«
- »Trinkt er denn mehr als normal?«

Zeit wird durch diese Vorgehensweise nicht verloren. In der Praxis wird die Anamnese meist durchgeführt, während der Tierarzt das Tier parallel dazu untersucht. Der Besitzer allerdings bekommt das Gefühl, dass der Tierarzt sich mehr Zeit nimmt.

Außerdem geht es strukturierter zu, und die Dokumentation ist bereits vollständig.

Sollte es zu einer zeitintensiveren Anamnese kommen, lässt sich durch diese Vorgehensweise die Berechnung des § 11 »Eingehende Anamneseerhebung oder Beratung« in der GOT wesentlich leichter und für den Kunden nachvollziehbarer darstellen und damit abrechnen.

Exkurs

In der Praxis sind immer wieder Beschwerden seitens der Tierärzte hinsichtlich der Abrechnungsmöglichkeiten durch die GOT zu hören. Es sei deshalb an dieser Stelle auf die Möglichkeiten hingewiesen, die sich durch die konsequente Anwendung des § 7 der GOT ergeben:

§ 7 Außerordentliche Leistungen

Bei Leistungen, die in dem Gebührenverzeichnis nicht aufgeführt sind, richten sich die Gebühren nach den Gebührensätzen, die für gleichwertige Leistungen gewährt werden, wobei insbesondere Schwierigkeit und erforderlicher zeitlicher und technischer Aufwand zu berücksichtigen sind. Der § 7 hat durch das zunehmende Fehlen von Gebührenpositionen erheblich an Bedeutung gewonnen. Grundsätzlich gilt, dass der Wegfall einer Gebührenposition nicht den Vergütungsanspruch für die Leistung beseitigt, der im Zweifel gemäß § 7 zu ermitteln ist. Nach § 1 Abs. 1 besteht für jede erbrachte tierärztliche Leistung ein Vergütungsanspruch, auch wenn sie nicht im Gebührenverzeichnis aufgeführt ist. Hierbei sind drei wesentliche Kriterien beispielhaft (nicht abschließend) aufgeführt: Schwierigkeit, zeitlicher Aufwand, technischer Aufwand. Folgende Beispiele von entfallenen Positionen seien dazu genannt: Auswertung von Fremdlaborleistungen und Auswertung von Fremdverrichtungen (Abrechnungsvorschlag gemäß § 7 GOT: nach Nr. 10 oder Nr. 11), eingehende Untersuchung einzelner Organe.

Aus der Gebührenordnung für Tierärzte vom 28. Juli 1999

Praxistipp

Blickkontakt zum Kunden halten. Immer wieder Pausen machen und das Besprochene aufschreiben. Dann wieder dem Kunden zuwenden. Ansonsten leidet die Kommunikation, und der Kunde hat unter Umständen das Gefühl, dass ihm nicht zugehört wird.

5.1.2 Die Untersuchung

Nach Abschluss der Anamnese sollte der Tierarzt seine weitere Vorgehensweise ankündigen. Folgende Beispielsätze könnten hier in der Praxis Anwendung finden:

☺ »Ich werde Trixi zuerst einmal allgemein untersuchen.«

☺ »Ich werde mir Rex jetzt einmal von der Nasenspitze bis zur Schwanzspitze genau anschauen, …

… damit wir wissen, wie es ihm insgesamt geht.«

… damit wir nichts übersehen.«

… damit wir nichts verpassen.«

… weil er zum ersten Mal in der Praxis vorstellig wird.«

… weil ich ihn schon lange nicht mehr gesehen habe.«

☺ »Danach schaue ich mir (z. B.) das Ohr ganz genau an, damit ich weiß, was ich heute für Susi tun kann.«

☺ »Welche weiteren möglichen Schritte wir dann noch unternehmen müssen, werden wir nach diesen Untersuchungen gemeinsam besprechen.«

Diese Vorgehensweise hat mehrere Gründe. Wie bereits gesagt, geht es an dieser Stelle um die Einhaltung der empfohlenen Struktur, indem der Besitzer durch die Ankündigung des »Plans« in der Behandlung mitgenommen und geführt wird. Gerade für unerfahrene Tierärzte ist es wichtig, im Hinblick auf die spätere Besprechung möglicher weiterführender Diagnostik, die Führung der Behandlung von Beginn an zu übernehmen. Durch diesen Aufbau gibt der Tierarzt den Takt vor, was letztlich auch den Erwartungen des Besitzers entspricht.

 Struktur ermöglicht Halterführung.

Alles ist nur eine Frage der Kommunikation. Dieser Leitsatz trifft auch auf die Abrechnung bestimmter tierärztlicher Leistungen zu.

Durch die Abgrenzung der allgemeinen Untersuchung von der eingehenden Untersuchung sowohl in der Kommunikation als auch in der anschließenden

Durchführung lassen sie sich auch für den Kunden nachvollziehbar abrechnen. Nach Abschluss der Behandlung wird der Kunde diese beiden Leistungsparameter auch als solche auf der Rechnung wieder finden können.

Dies ist verständlicherweise ungleich schwerer, wenn, wie häufig üblich, alle Untersuchungsschritte unkommentiert und gleichzeitig durchgeführt werden.

 Die Abrechnung von tierärztlichen Leistungen ist eine Frage der Kommunikation.

Es empfiehlt sich darüber hinaus, während der allgemeinen Untersuchung den Besitzer über die einzelnen Untersuchungsschritte auf dem Laufenden zu halten und ihm ein Feedback zu allen untersuchten Körperbereichen zu geben. Dies gilt inbesondere auch für Bereiche ohne medizinischen Befund. So könnte der Tierarzt etwa den guten Zustand der Zähne erwähnen oder ein kräftiges gesundes Herz. Es ist wichtig, dem Besitzer nach Möglichkeit auch positives Feedback zu geben.

Ganz abgesehen davon, sollten alle Nebenbefunde schon während der Behandlung beschrieben werden. In diesem Fall würde man bei einem negativen Zahnstatus zu einer entsprechenden Behandlung raten. Zum einen können auf diese Weise Nebenbefunde weiterführend abgeklärt werden, zum anderen ist durch das begleitende Beschreiben die Dringlichkeit der allgemeinen Untersuchung viel deutlicher zu erkennen. Der Besitzer lernt folglich die Qualität der allgemeinen Untersuchung wertzuschätzen.

 Qualitätswahrnehmung entsteht durch Kommunikation.

Nachdem der Tierarzt die allgemeine Untersuchung durchgeführt hat, wird dem Besitzer eine Zusammenfassung der Befunde gegeben:
- Was für Befunde liegen vor? Im Hinblick auf das Leitsymptom und im Hinblick auf eventuell vorliegende Nebenbefunde.
- Wie geht es dem Tier insgesamt?

Praxistipp

Anschließend widmet man sich dem Bereich, für den das Tier vorstellig wurde, und kündigt dies auch an:

☺ »Nun schauen wir uns mal Lenkas Ohren genau an.«

Es gibt natürlich auch Ausnahmen. Liegt z. B. ein Notfall vor, ist schnelles Handeln gefragt. Hier muss der Kunde, auch der Stammkunde, der im Alltag eine andere Vorgehensweise gewohnt ist, schnelles und präzises Handeln erkennen können. Auch eine blutende Wunde oder ein Tier mit großen Schmerzen können, obgleich nicht zwingend ein Notfall, ein Grund sein, vom »Plan« abzuweichen.

Im Normalfall wird aber im Anschluss an die allgemeine Untersuchung das Leitsymptom durch eine eingehende Untersuchung genauer begutachtet. Auch hier sollte der Tierarzt aus den bereits erwähnten Gründen seine Handlungen und Beobachtungen beschreiben.

Im Anschluss an diese Untersuchung wird dem Tierbesitzer erneut eine Zusammenfassung der bisherigen Befunde präsentiert. Dies kann in Form einer Diagnose oder aber einer Verdachtsdiagnose geschehen. An dieser Stelle findet sodann abermals, wie nach der Anamnese, eine Zäsur statt.

Im Falle einer Verdachtsdiagnose, die nicht selten weiterführende Diagnostik notwendig macht, ergeben sich für den Tierarzt vielfältige kommunikative Aufgaben. Dies betrifft speziell die zusätzlichen Kosten. Das Gleiche gilt für eventuelle Therapien, meistens Operationen, die für den Besitzer höhere Kosten verursachen. Den Lösungen für diese häufig in der Praxis auftretenden Herausforderungen sind die folgenden Kapitel gewidmet.

5.1.3 Die Aufklärung

Die Aufklärung ist das zentrale Element der tierärztlichen Kommunikation mit dem Besitzer im Anschluss an die klinische Untersuchung. Zentral, weil eine erfolgreiche Aufklärung, im Sinne des Tierarztes und damit auch und vor allem im Sinne des Tieres, nicht nur über den eigentlichen Behandlungserfolg entscheidet, sondern letztlich auch über den wirtschaftlichen Erfolg der Praxis.

 Die Aufklärung ist das zentrale Element der tierärztlichen Behandlung und bestimmt damit auch den wirtschaftlichen Erfolg.

Aufklärung bedeutet in der Praxis, dass der Besitzer über die Möglichkeiten informiert wird, wie dem Tier bei einem konkreten Symptom geholfen werden kann oder geholfen werden sollte. In diesem Zusammenhang geht es immer um tierärztliche Leistungen im Sinne von diagnostischen oder therapeutischen Maßnahmen, die Kosten verursachen werden. Kosten für den Besitzer sind aber gleichzeitig Einnahmen für den Tierarzt. Das ist eine der großen Aufgabenstellungen, die der Aufklärung und damit der Kommunikation zwischen Besitzer und Tierarzt zugrunde liegen. Anders als in der Humanmedizin kommt es hier in einzelnen Fällen zu unangenehmen Situationen für den betroffenen Tierarzt, da medizinisch notwendige und richtige Maßnahmen im weitesten Sinne »verkauft« werden müssen. Gewissenskonflikte entstehen dabei vor allem dann, wenn der Tierarzt seine Rolle als Dienstleister nicht in der Art annehmen mag, wie er es medizinisch oder auch wirtschaftlich jedoch unbedingt sollte. Die Aufklärung besteht somit darin, den Tierhalter über die bestmögliche Diagnostik oder Behandlung umfassend und vollständig zu informieren. Vollständig und umfassend bedeutet: Über wirklich alle Möglichkeiten zu informieren, die im Falle der vorliegenden Erkrankung bestehen.

Hierbei stehen folgende **W-Fragen** für den Tierhalter im Vordergrund, deren Beantwortung die Aufgabe des Tierarztes ist:
- Was?
- Warum?
- Wie?
- Welche?
- Wie viel?

Was soll gemacht werden? Was wären die nächsten diagnostischen Schritte? Was ist medizinisch indiziert? Was wäre lege artis? Diese Fragen bestimmen die Aufklärung. Dabei ergibt sich immer der »Hebel« der medizinischen Indikation. Hebel meint hier eine Argumentationshilfe, die es dem Tierarzt leichter macht und seine Argumente schwerer wiegen lässt. Der Hebel dient letztlich als Entscheidungshilfe für den Tierhalter.

☺ »Die korrekte medizinische Vorgehensweise in diesem Fall wäre folgende Operation …«

Warum soll es gemacht werden? Begründen Sie Ihre Entscheidung zu diesem Schritt. Warum in zwei Ebenen röntgen? Warum zuerst röntgen und dann das Ultraschall? Die Kunden sollen verstehen, was gemacht werden muss. Sie müssen davon überzeugt werden und es am Ende auch sein. Nutzen Sie so viel Material zur Anschauung wie möglich, damit der Tierhalter wirklich versteht, worum es im Einzelnen geht.

Wie wird es gemacht? Wichtig ist dabei, den Tierhaltern zu erklären, wie die jeweilige Maßnahme vonstatten geht. Wie genau wird es gemacht, und worauf kommt es an? Was ist wichtig? Hier bietet sich die Möglichkeit, auf die besondere Qualität der Praxis hinzuweisen.

☺ »Wir legen besonderen Wert auf …«

☺ »Besonders wichtig ist uns …«

Welche Risiken bestehen? Natürlich sollte auf bestehende Risiken hingewiesen werden, z. B. bezüglich der Narkose. Es ist wichtig, die Risiken ihrem statistischen Auftreten entsprechend zu erläutern. Das bedeutet vor allem: die Risiken nicht größer darzustellen, als sie tatsächlich sind.

5.1 Fallführung und Behandlungsaufbau

Tab. 5-2 Aufklärung

Klar und verständlich – »Fachchinesisch« vermeiden
Umfassend – alle bestehenden Möglichkeiten abdecken
Finden Sie einen Standpunkt – wie notwendig ist die empfohlene Diagnostik bzw. Therapie?
Überprüfen Sie Ihre Einstellung – im Vordergrund steht das Tier
W-Fragen – was, warum, wie, welche, wie viel
Hebel der medizinischen Indikation – Notwendigkeit noch einmal hervorheben
Anschauungsmaterial – Skelette, Poster usw.
Partnerschaftliche Grundhaltung finden – Beziehungsebene
Rhetorische Pausen
Authentizität – Selbstkundgabeebene beachten
Empathie – aktiv zuhören
Akzeptanz – der Kunde will nicht

Wie viel wird es kosten? Am Ende steht selbstverständlich die Aufklärung über die Kosten. In Kapitel 5.1.5 wird dieses Thema noch gesondert besprochen.

In Kapitel 3 wurde bereits über bestimmte Eigenschaften gesprochen, die auch während der Aufklärung Anwendung finden, um diese so erfolgreich wie möglich zu gestalten. Hier sind aus Sicht der Halter vor allem Authentizität und Empathie, aber auch ein konkreter Standpunkt gefragt. Aus Besitzersicht ist die Erwartung an eine umfassende Aufklärung, dass sie in einem eher partnerschaftlichen Ton sowie offen und kompetent beraten werden. Der Tierarzt soll ein Gefühl der Nähe schaffen und gleichzeitig kompetent sein. Nähe oder Distanz werden in diesem Fall hauptsächlich über die Beziehungs- und Selbstkundgabeebene hergestellt. Auf der Sachebene kommt es darauf an, sich einfach und klar auszudrücken und Fachbegriffe weitestgehend zu vermeiden. Diese Erwartungen gilt es zu erfüllen (Tab. 5-2).

5.1.4 Aufklärung als Verkauf von tierärztlichen Leistungen

Die größte Herausforderung, der man sich als Tierarzt im Aufklärungsgespräch stellen muss, ist die Wahrnehmung der Doppelrolle in dem Verhältnis zu Besitzer und Tier. Man muss Tierarzt sein und sich gleichzeitig seiner Rolle als Verkäufer bewusst werden, auch wenn dies schwer fällt. Verständlicherweise versteht ein Tierarzt sich nicht vordergründig als Verkäufer. Nichtsdestoweniger wird man nicht umhinkommen, diese Rolle ein Stück weit einzunehmen. Ein unverstellter Blick auf das Verhältnis zwischen Tierarzt, Besitzer und Patient kann dabei hilfreich sein: Das Tier ist der erkrankte Patient, der möglicherweise sogar leidet. Dem Tier gegenüber soll und muss der Tierarzt seine Rolle als kurativ tätiger Arzt unbedingt und letztlich bedingungslos wahrnehmen. Diese Bedingungslosigkeit ergibt sich schon allein aus der Verpflichtung dem Tierschutz gegenüber. Da der Besitzer in den meisten Fällen emotional involviert ist, sollte man ihm gegenüber eine andere Rolle einnehmen. Nämlich die des Beraters, Dienstleisters und Verkäufers, manchmal auch die des Psychologen.

 Der Tierarzt ist in seinem Beruf in einer Doppelrolle tätig.

Bei genauer Betrachtung gibt es ebenso viele Gemeinsamkeiten zwischen einem Tierarzt und einem klassischen Verkäufer, wie es sie zwischen Tiermediziner und Humanmediziner gibt. Sie ergeben sich allein schon aus der Notwendigkeit der kostenpflichtigen Leistungserbringung. Die Tierbesitzer, die in diesem Sinne auch Kunden sind, aber eben keine Patienten, bringen Patienten mit und nehmen kostenpflichtige Dienstleistungen in Anspruch, die bezahlt werden müssen. Das macht auch den Unterschied der Wahrnehmung der Tiermedizin im Vergleich zur Humanmedizin aus. Humanmedizinische Leistungen werden in diesem Sinne nicht als Dienstleistungen wahrgenommen, weil sie nicht direkt bezahlt werden.

Aus diesen Gründen muss die Tiermedizin wesentlich dienstleistungsorientierter gestaltet werden. Aus diesem dienstleistungsbestimmten Kundenverhältnis heraus ergibt sich für den Tierarzt die Notwendigkeit, seine Rolle mehr oder weniger als Verkäufer zu definieren. Der Humanmediziner ordnet Leistungen an und führt diese durch. Der Tierarzt ist gezwungen, den Kunden in einem Aufklärungsgespräch für seine Leistungen zu gewinnen, womit dieses viel eher den Gesetzen eines Verkaufsgesprächs unterworfen ist, um abschließend zu einer gemeinsamen Entscheidung zu kommen. Darüber hinaus gibt es noch eine weitere Schwierigkeit: Nämlich die Tatsache, dass der Kunde nur indirekt von dem Grund seines Besuches betroffen ist. Genauso wie er eben nur indirekt von dem erbrachten Erfolg profitiert, aber andererseits direkt von den anfallenden Kosten betroffen ist.

Übung

Gehen Sie in einen Elektronikmarkt und informieren Sie sich über verschiedene Staubsaugerangebote. Suchen Sie sich sowohl ein günstiges als auch ein höherpreisiges Modell aus. Achten nur Sie auf die Verkäuferkommunikation im Hinblick auf Standpunkte und Argumente.

> **Hinweis:** Wichtig in diesem Beispiel ist wirklich nur die Erkenntnis, mit welcher Bereitschaft andere Dienstleister bereit sind, ihren Standpunkt zu vertreten. Es geht natürlich nicht darum, diese Art des Verkaufens eins zu eins zu übernehmen. Tierärzte sind eben nur zu einem Teil auch Verkäufer.

Der Tierarzt sollte sich für seine Leistungen stark machen und dem Kunden mit einer gewissen Überzeugung darlegen können, warum er diese Leistungen in Anspruch nehmen sollte. Es gibt vielerlei Gründe, warum Tierbesitzer immer wieder von der Notwendigkeit bestimmter Leistungen überzeugt werden müssen. Manchmal sind es finanzielle Sorgen, die die Bereitschaft senken, manchmal ist es Unerfahrenheit im Umgang mit Krankheiten ihres Lieblings. Die zweite Meinung von Dr. Google spielt auch immer häufiger eine gewichtige Rolle im Behandlungsgespräch. Wie bereits erwähnt, ist es für die Kunden in der Praxis nicht so einfach einzusehen, dass diejenigen, die die Leistungen bezahlen müssen, nicht diejenigen sind, denen direkt geholfen wird. Insofern braucht es seitens des Tierarztes eine starke Argumentation und einen klaren, festen Standpunkt, von dem aus argumentiert wird. Der Standpunkt sollte vom Patienten, aber genauso von der eigenen medizinischen Vorstellung bestimmt werden. Erst danach sollten die finanziellen Möglichkeiten des Besitzers in die letztendliche Entscheidung mit einbezogen werden, um auf dieser Basis zu einer gemeinsamen Entscheidung zu kommen. Natürlich hat der Besitzer das letzte Wort, so wie in jedem »normalen« Verkaufsgespräch. Aber jeder Verkäufer macht sich zunächst für sein Produkt stark und bringt Argumente für seine Ratschläge vor, bevor er über mögliche Kosten spricht. Das gilt auch für den Tierarzt. Im Fokus sollte der richtige medizinische Weg für die vorliegende Erkrankung liegen. Wenn Tierarzt und Besitzer sich darüber einig geworden sind, dass dieser Weg der richtige für das Tier ist, dann erst kann und sollte beraten werden, was für den Besitzer finanziell möglich ist und welche Entscheidung letztlich für das Tier getroffen werden soll. Oder welche Entscheidung unter Berücksichtigung der finanziellen Möglichkeiten überhaupt getroffen werden kann.

5.1.5 Kostenaufklärung

Über Geld zu reden fällt den meisten Menschen schwer. Sei es über das eigene Gehalt zu verhandeln oder im Alltag über den Kaufpreis bestimmter Waren oder Dienstleistungen. So geht es immer wieder auch Tierärzten im Aufklärungsgespräch, wenn sie dem Besitzer ihre Leistungen nahelegen müssen. Wie gerade aufgezeigt, handelt es sich im Falle des Aufklärungsgesprächs jedoch auch um ein Verkaufsgespräch, in dem an irgendeiner Stelle zwangsläufig über Geld gesprochen werden muss. Es gibt mehrere Gründe, die den Tierarzt dazu veranlassen sollten, mit dem Besitzer über die Kosten zu sprechen, auch wenn dies im Alltag in den meisten Fällen vermieden wird. Der wichtigste Grund ist die Kundenzufriedenheit. Kunden wollen aufgeklärt werden, über das, was machbar ist, und was dieses Machbare kosten wird.

 Die Kommunikation über Kosten schafft Kundenzufriedenheit.

Häufig wird die Kostenkommunikation im Vorfeld aber umgangen, um ein mögliches »Nein« des Kunden zu vermeiden. Hier versteckt sich das Thema Einstellung. Bereits durch diese defensive Grundhaltung nimmt man Einfluss auf den Verlauf der Kommunikation. Dagegen ist es wichtig und richtig, das Thema Kosten selbstbewusst zu präsentieren – als Selbstverständlichkeit und Zeichen der Qualität.

Gerade das Vermeiden dieses Punktes führt in der Praxis nicht selten zu Beschwerden angesichts der Rechnung, meistens aber erst an der Anmeldung. Die Anmeldung sollte aber der letzte Ort sein, an dem es zu Beschwerden über die Rechnung kommt, zumal die TFA hierfür auch nicht der richtige Ansprechpartner ist. Allein schon deshalb sollte man die Rechnung zu einem vorherigen Zeitpunkt besprechen. Idealerweise vor Beginn der Behandlung. Wie wir in Kapitel 1.5.2 gesehen haben, gibt es über die DI-InfoV (Dienstleistungs-Informationspflichten-Verordnung) hinaus vielerlei Gründe, die dafür sprechen, diese Kostenaufklärung durchzuführen.

Kostenschätzung

In der Praxis kommt es in Bezug auf anstehende Operationen in den meisten Fällen zu einer Kostenkommunikation, die dann als Kostenvoranschlag präsentiert wird. Hierzu gibt es zwei Hinweise: Zum einen sollte besser der Begriff »Kostenschätzung« verwendet werden, da er rechtlich gesehen mehr Freiheiten im Hinblick auf eine mögliche Überschreitung bietet. Zum anderen sollte aber auch eine Kostenschätzung so exakt wie möglich berechnet werden. Wobei der Grundsatz gilt: Lieber zu hoch als zu niedrig. Eine der häufigsten Beschwerden in der täglichen Praxis basiert auf der Überschreitung von Kostenschätzungen.

Der Unmut über die »vermeintliche« Höhe der Rechnung resultiert letztlich sehr häufig aus dem Ärgernis der Überraschung, auf die Kosten nicht vorbereitet worden zu sein. Zumal es zwischen Tierarzt und Kunde ein deutliches Wahrnehmungsgefälle in Bezug auf die Kosten für tierärztliche Leistungen gibt, die über die alltäglichen Leistungen wie das Impfen oder den Verkauf von Wurmkuren hinausgehen. Hier versteckt sich das Thema Selbstverständlichkeit. Der Kunde ist im Alltag in den meisten Fällen lediglich diese Preise gewohnt. Insofern ist es letztlich nachvollziehbar, wenn Kunden über Preissprünge erschrocken reagieren, die aufgrund von notwendiger Diagnostik das übliche Maß manchmal

5.1 Fallführung und Behandlungsaufbau

deutlich überschreiten. Vor allem aber eben dann, wenn dies im Vorfeld nicht kommuniziert wurde. Nicht zuletzt müssen Kunden auch noch mit anderen Ausgaben kalkulieren, die eine solche Leistung manchmal in diesem Moment einfach nicht erlauben.

Deshalb empfiehlt es sich, eine Kostenaufklärung in den ärztlichen Alltag einzubauen, sobald die Behandlung Leistungen wie z. B. Röntgen erfordert, die das normale Maß einer allgemeinen Untersuchung überschreiten, indem der Tierarzt folgende beispielhafte Kommunikation verwendet:

☺ »Wollen wir kurz noch besprechen, was finanziell auf Sie zukommt, wenn wir so vorgehen?«

☺ »Damit Sie auch wissen, was finanziell auf Sie zukommt, will ich Ihnen noch sagen, welche Kosten durch die weitere Vorgehensweise entstehen werden.«

☺ »Ich bin an dieser Stelle verpflichtet, mit Ihnen die Kosten zu besprechen.«

☺ »Wenn wir diese zwei Röntgenbilder machen, werden wir heute insgesamt auf … € kommen.«

☺ »Wenn wir das große Blutbild machen und die sonografische Untersuchung, dann werden wir heute insgesamt auf … € kommen. Ist das so in Ordnung für Sie?«

Exkurs

Preisnachlässe in der Tiermedizin:
In jeder Branche kommt es zu Preisnachlässen, die mal mehr, mal weniger begründet sind. Im Praxisalltag der Tiermedizin sind folgende Varianten zu beobachten, die im Rahmen dieses Exkurses kurz beleuchtet werden. Dies soll der Anregung in Bezug auf die Reflexion des eigenen Vorgehens dienen.

Ein Kunde erhält auf eine aktuelle Rechnung eine pauschale Minderung, oder es werden einzelne zuvor erbrachte Leistungsparameter gestrichen, weil der Kunde eine konkrete (und begründete) Beschwerde vorbringen konnte. Dieses Vorgehen ist selbstverständlich und in jeder Branche üblich. Aus den verschiedenen bisher beschriebenen Mechanismen, wie z. B. zum Thema Einstellung, kann es aber auch zu eher branchentypischen Nachlässen kommen. So kommt es z. B. immer wieder vor, dass Leistungen erbracht, dann aber mit folgenden Begründungen nicht abgerechnet werden:
- Weil der Kunde unbegründet, also eher aufgrund einer persönlichen Befindlichkeit, seinen Unmut über die Höhe der Rechnung äußert.
- Weil der Tierarzt im Voraus annimmt, dass der Kunde seinen Unmut über die Höhe der Rechnung äußern könnte.
- Weil der Kunde bereits sehr viel Geld für diesen Fall ausgegeben hat.
- Weil die allgemeine Zahlungsfähigkeit des Kunden kritisch gesehen wird.

- Weil der Kunde im Verlauf der Behandlung Andeutungen über seinen möglichen Kostenrahmen macht.
- Weil der Kunde eine bestimmte äußere Erscheinung hat, z. B. die Kleidung betreffend.
- Weil vermeintlich Erfahrungen mit »solchen« Kunden bestehen.
- Weil der Tierarzt annimmt, dass die aktuelle Rechnung bereits eine kritische Summe erreicht hat, die dem Kunden ziemlich sicher nicht zuzumuten ist.
- Weil der Tierarzt grundlegend davon ausgeht, dass sämtliche tierärztlichen Leistungen eigentlich »zu teuer« sind.
- Weil der Tierarzt die Wertigkeit der eigenen Leistung nicht erkennt.

5.1.6 Der eigene Standpunkt in der Aufklärung

Hinter dem Begriff des »Standpunktes« verbergen sich zwei unterschiedliche Aufgabenstellungen:

Zum einen geht es darum, dass sich der Tierarzt in einem gewissen Spannungsfeld aus unterschiedlichen Interessen bewegt. Selbstverständlich ist er zuallererst dem Patienten und seiner Erkrankung verpflichtet. Nichtsdestoweniger ist er auf eine andere Weise genauso gehalten, dem Willen und den Vorstellungen des Kunden zu entsprechen. Und zuletzt ist er auch sich selbst gegenüber, im Sinne bestimmter wirtschaftlicher Zwänge und der persönlichen medizinischen Entwicklung, verpflichtet.

 Der Tierarzt bewegt sich in einem Spannungsfeld aus Eigeninteressen und Kundenzufriedenheit.

In der Praxis ist häufig zu beobachten, dass der Tierarzt natürlich an das Tier im Sinne der Heilung denkt, im gleichen Moment aber schon an den Geldbeutel des Besitzers. Also an die vermeintlichen finanziellen Möglichkeiten des Tierhalters. Diese Einstellung wird sich immer in der Kommunikation gegenüber dem Tierbesitzer bemerkbar machen. Besser ist es deshalb, dem Besitzer gegenüber einen medizinischen Standpunkt klar und deutlich zu vertreten. Hierbei sollte stets das Wohl des Tieres im Fokus stehen, weshalb auch die Notwendigkeit bestimmter medizinischer Schritte detailliert und verständlich erläutert werden muss. Erst dann sollte über mögliche Kosten gesprochen werden, die entstehen, wenn der medizinisch richtige Weg gegangen werden soll. Letztlich braucht es die Einstellung, dass jedes Tier so aufgeklärt werden sollte, als würde Geld keine Rolle spielen. Des Weiteren kann in dieser Situation eine sogenannte »rhetorische Pause« hilfreich sein: Der Tierarzt schweigt nach der reinen medizinischen Aufklärung kurz und fordert dadurch den Besitzer implizit auf, sich zu diesem vorgeschlagenen Weg zu äußern. Lassen Sie den Kunden von sich aus auf die Kosten zu sprechen kommen.

Jede Aufklärung sollte alle medizinischen Möglichkeiten beinhalten, so als würde Geld keine Rolle spielen.

Daneben sollte vor allem eine symptombezogene Behandlung nicht gleich zu Beginn der Aufklärung als gleichwertige Vorgehensweise zu einer bestimmten Diagnostik oder Therapie angeboten werden. Sicherlich ist die symptombezogene Behandlung eine sinnvolle Alternative, wenn der Besitzer nach einer umfassenden Aufklärung den vom Tierarzt angebotenen Weg nicht einschlagen will. Aber sie sollte eben erst als letzte Möglichkeit in Betracht gezogen werden – und nicht ohne den entsprechenden Hinweis auf sich dadurch ergebende Risiken:

☺ »Als letzte Möglichkeit, wenn Sie dem vorgeschlagenen Weg nicht zustimmen möchten, ist unter Umständen auch eine rein symptombezogene Behandlung denkbar. Ich muss Sie aber darauf hinweisen, dass es sich lediglich um einen Therapieversuch handelt. Darüber hinaus besteht immer die Möglichkeit, …

… dass wir dadurch wichtige Zeit verlieren.«

… dass wir dann nicht zielgerichtet therapieren können.«

… dass wir dann nicht genau wissen, was die Ursache für Trixis Erkrankung ist.«

In jedem Fall sollte eine für den Besitzer gleichwertig erscheinende Aufzählung von diagnostischen Möglichkeiten und der symptombezogenen Behandlung vermieden werden:

☺ »Wir können ein Blutbild und ein Röntgenbild machen, oder aber, wenn Ihnen das zu teuer ist, geben wir ihm erst mal eine Spritze.«

In einer solchen Gesprächssituation kann der Besitzer den eigentlichen Standpunkt des Tierarztes und auch die Notwendigkeit der bereits empfohlenen Diagnostik nicht erkennen. Wenn scheinbar eine »einfache« Spritze eine ausreichende Behandlung darstellt, die noch dazu erheblich geringere Kosten verursacht, warum sollte er sich für die nachhaltigere Alternative entscheiden? Um eine adäquate Entscheidung fällen zu können, muss der Besitzer verstehen, warum er eine bestimmte Geldsumme für sein Tier ausgeben soll, selbst wenn auch hier die Möglichkeit besteht, dass die Aufwendung noch keine klare Diagnose bringen könnte.

> **Übung**
> Machen Sie sich für Ihre medizinische Sichtweise und Kompetenz stark. Verteidigen Sie Ihren Standpunkt.

Man sollte seinen Standpunkt selbst dann noch vertreten, wenn man auf erkennbare Widerstände beim Kunden trifft. Diese Widerstände können unterschiedliche und weitreichende Ursachen haben, die nicht unbedingt mit den Kosten zusammenhängen müssen. Man sollte deshalb darauf Acht geben, dass man nicht zu schnell zurückweicht. Falls notwendig, können die bereits erwähnten Gründe aus der vorangegangenen Aufklärung noch einmal wiederholt werden. Wie wir gesehen haben, liegt die Überzeugung manchmal in der Wiederholung (Kap. 3.6). Auch die möglichen Risiken, die infolge des Verzichts auf eine bestimmte angeratene Diagnostik oder Therapie entstehen können, sollten dem Kunden nähergebracht werden. Erst auf dieser Basis kann er eine umfassend aufgeklärte Entscheidung treffen:

☺ »Wenn wir auf diese Blutuntersuchung verzichten, werden wir nicht genau wissen, was der Grund für die Erkrankung ist. Das macht die Wahl der richtigen Therapie ungleich schwerer.«

☺ »Wenn wir diese Untersuchungen unterlassen, besteht die Möglichkeit, dass wir später nicht mehr so erfolgreich therapieren können.«

> [!] In der Aufklärung sollten dem Kunden die Risiken einer unterlassenen medizinischen Leistung dargelegt werden.

Ein weiterer Grund, der für eine nachdrückliche Aufklärung spricht, ist die häufig unterschätzte Glaubwürdigkeit des Tierarztes. In der Praxis sind Beschwerden, die damit in Zusammenhang stehen, keine Unbekannten.

> **Fallbeispiel**
> In einem Fall kam es zu einer Beschwerde, weil es für den Besitzer nicht nachvollziehbar war, warum überhaupt eine »teure Behandlung« angeboten wird, wenn es im gleichen Atemzug so dargestellt wird, als wäre auch eine »einfache Spritze« ausreichend.

Zusätzlich sei erwähnt, dass es für die Aufklärung und den Umgang mit dem eigenen diesbezüglichen Standpunkt einer großen Klarheit und vor allem auch Selbstsicherheit im Auftrefen bedarf. Dafür, so hat sich gezeigt, ist der Gebrauch einer bestimmten Rhetorik, die diese Eigenschaften dem Kunden gegenüber zum Ausdruck bringen, von Vorteil.

In Einzelfällen kann dies auch die persönliche Meinung des Tierarztes sein, sofern der Besitzer sich nicht entscheiden kann oder mag.

Praxistipp

Der Satz: »Wenn es mein Tier wäre …« sollte jedoch selbstverständlich nicht standardmäßig in den normalen Alltagsgebrauch einfließen.

Nichtsdestoweniger hat dieser Satz in bestimmten Situationen seine Berechtigung. Nämlich immer dann, wenn Besitzer offensichtlich überfordert sind mit einer Entscheidung. Tierärzte werden in der Praxis auch immer wieder mit der Frage »Was würden Sie denn tun?« aufgefordert, diese Position einzunehmen. Insofern handelt es sich, zumindest bei sachgerechter Anwendung, um einen der bereits erwähnten Hebel.

Abschließend darf selbstverständlich nicht unerwähnt bleiben, dass es Tierhalter gibt, die den vorgeschlagenen Weg partout nicht mitgehen wollen. In solchen Fällen ist Akzeptanz gefragt. Manchmal hat dieses »Nein« schlicht nichts mit Ihnen als Tierarzt zu tun. Am Ende ist es der Besitzer, der entscheidet. Und er soll es auch. Nichtsdestotrotz ist es Aufgabe des Tierarztes den Besitzer so umfassend aufzuklären, dass beide gemeinsam zu einer endgültigen und für Tierhalter und Tierarzt vertretbaren Entscheidung kommen können.

Doch inwieweit darf man als Tierarzt zuvor Druck ausüben? Selbstverständlich darf auf den Tierhalter kein Druck im negativen Sinne ausgeübt werden. Das Bild, das den meisten in diesem Zusammenhang vor dem inneren Auge erscheint, ist der Staubsaugervertreter mit dem Fuß im Türspalt. Dieses Negativbild gilt es zu vermeiden. Es sollte den Tierarzt aber auch nicht davon abhalten, dennoch einen gewissen »positiven Druck«, so wie er mit der nachdrücklichen Aufklärung beschrieben wurde, auszuüben. Zwischen Schwarz und Weiß gibt es immer viele Grauwerte.

Wie bereits erwähnt, ist der tierärztliche Standpunkt ein elementarer Bestandteil der tierärztlichen Aufklärung und somit unabdingbarer Baustein der gesamten tierärztlichen Kompetenz, die die Halter zu Recht erwarten können. Aufgrund dieser erwarteten Kompetenz suchen die Tierhalter mit ihren Anliegen die Praxen und Kliniken auf, oder konsultieren den Pferdetierarzt im Stall. Diese erwartete Kompetenz sollte sich in der Kommunikation dem Besitzer gegenüber als ein klarer Standpunkt, z. B. zu einer bestimmten Vorgehensweise, zeigen. Eigentlich ist dieses Verhältnis offensichtlich, und die Tierhalter äußern dies auch in der Praxis gegenüber dem Tierarzt immer wieder. Nicht selten kommt es sogar zu Beschwerden, wenn der Tierarzt nicht bereit ist, einen klaren Standpunkt einzunehmen, wie folgendes Beispiel anschaulich zeigt.

> **Fallbeispiel**
>
> In einer Pferdeklinik beschwert sich eine Kundin darüber, dass sie sich damit überfordert fühlt, während der schweren Kolik-OP ihres Pferdes weitreichende Entscheidungen selbst treffen zu müssen. Sie sieht die Verantwortung dafür klar beim Tierarzt, der dies aufgrund seiner fachlichen Kompetenz entscheiden müsste. Bekanntermaßen verbalisiert nur der geringste Teil der Kunden eine solche Beschwerde direkt.

Häufig wird die tierärztliche Kompetenz hingegen eingefordert, wenn der Tierarzt sich nicht klar ausdrückt. Folgende Formulierungen sind aus der Praxis durchaus bekannt:

- »Das müssen Sie mir doch sagen, Sie sind doch der Tierarzt.«
- »Wie soll ich das entscheiden, das müssen Sie mir doch sagen.«
- »Das müssen Sie entscheiden.«
- »Was würden Sie an meiner Stelle tun?«
- »Was würden Sie tun, wenn es Ihr Tier wäre?«

Aufgrund von vermeintlich gut gemeinten Motiven wird seitens der Tierärzte aber häufig vermieden, einen klaren und vor allem auch festen Standpunkt einzunehmen. Die Gründe hierfür können vielfältig sein. Zum einen geht es dabei sehr häufig um den Verkauf tierärztlicher Leistungen im Sinne von Diagnostik oder Therapie. Beide Varianten verursachen unter Umständen Kosten, die in Einzelfällen aus Sicht des Tierarztes dem Kunden nicht zuzumuten sind. Aus diesem Grund nimmt der Tierarzt keinen allzu klaren Standpunkt ein, um den Kunden nicht gegen dessen Willen zu »überreden«. Natürlich darf und soll auf den Kunden kein Zwang ausgeübt werden. Dennoch benötigen und wollen die Tierhalter eine nachvollziehbare Empfehlung, auf die sie sich als Laien verlassen können. Auch deshalb fordern sie öfters einen persönlichen Ratschlag ein. Der Tierarzt sollte sich in diesem Verhältnis als Wissensinstanz verstehen, die für das Wohl des Tieres eintritt.

Ein möglicher, aber grundlegender Fehler, der in der Praxis immer wieder zu beobachten ist, sollte deswegen im Aufklärungsgespräch vermieden werden. Aus medizinischer Sicht gibt es stets verschiedene Möglichkeiten, wie man vorgehen könnte. Entweder aufgrund von bestehenden Differenzialdiagnosen oder aufgrund von verschiedenen Therapieansätzen, die zu einer gestellten Diagnose möglich sind. Diese Optionen müssen selbstverständlich mit dem Tierbesitzer besprochen werden, ohne aber deshalb den eigenen gerechtfertigten Standpunkt aufzugeben. Die Frage lautet hier: Welchen Weg würde der Tierarzt gehen, nach der Konsultation aller möglichen Varianten? Alle diese Varianten gleichwertig nebeneinander zu stellen und die Entscheidung allein dem Besitzer zu überlassen, überfordert die Kunden in den meisten Fällen.

5.1 Fallführung und Behandlungsaufbau

Insofern ist es ratsam, dem Besitzer gegenüber immer einen bestimmten Standpunkt zu vertreten:

☺ »Es gibt nach dem heutigen Wissensstand verschiedene Möglichkeiten, aber vorerst sollten wir uns für diesen Weg entscheiden, weil …«

> **Fallbeispiel**
> Bei einer Lahmheitsuntersuchung in einer Pferdeklinik, während der es bereits zu mehreren Leitungsanästhesien gekommen war, bezog die behandelnde Tierärztin die Tierhalter mit in ihren Entscheidungsprozess ein:
> »Also wir können zuerst das obere Gelenk spritzen und dann erst das Knie, es gäbe aber auch noch einen anderen Weg …«
> Daraufhin antworteten die Besitzer: »Welcher Weg hier der richtige ist, können Sie doch am allerbesten beurteilen. Sie sind doch die Tierärztin.«

5.1.7 Rhetorik

Im Rahmen des »Verkaufs« von tierärztlichen Leistungen im Behandlungszimmer ist eine ganz bestimmte Art der klaren Kommunikation vonnöten. Die Form der Kommunikation entscheidet in den meisten Fällen darüber, ob der Kunde den gewünschten Weg einer bestimmten Diagnostik oder Therapie mitgeht. Im Alltag besteht die Gefahr, dass die Hemmung über Geld zu sprechen, die Kommunikation des Tierarztes in einer Weise beeinflusst, dass er eher defensiv kommuniziert, statt offensiv seinen Standpunkt zu vertreten.

Der Tierarzt entscheidet anhand der bisher erhobenen Befunde aus der klinischen Untersuchung, dass für diesen Patienten ein Röntgenbild vonnöten wäre, und formuliert gegenüber dem Kunden:

☹ »Vielleicht sollte man ein Röntgenbild machen.«

☹ »Wenn Sie wollen, können wir noch ein Röntgenbild machen.«

☹ »Man könnte noch ein Röntgenbild machen.«

☹ »Wenn Sie möchten, können wir noch ein Röntgenbild machen, oder wir können natürlich auch symptombezogen behandeln.«

Durch solche Formulierungen, die allesamt aus der Praxis stammen, schwächt der Tierarzt seine Position und nimmt die Relevanz seiner tierärztlichen Meinung aus der Kommunikation. Wie sollen die Kunden die Notwendigkeit und die Wichtigkeit der Diagnostik anhand dieser Kommunikation erkennen? Was wir nur vielleicht tun können, nicht aber müssen, machen wir meistens nicht, vor allem wenn es Geld kostet. Deshalb muss der Besitzer im Idealfall anhand der Wortwahl des Tierarztes die Notwendigkeit klar und deutlich erkennen können.

 Die Notwendigkeit einer tierärztlichen Maßnahme muss für den Besitzer klar und deutlich erkennbar sein.

Wenn dem so ist, wird er selbst im Falle höherer Kosten eine Entscheidung zugunsten seines Tieres fällen. Ansonsten besteht die Gefahr, dass der Kunde eine Entscheidung zugunsten seines Geldbeutels treffen wird und eben nicht den eigentlich richtigen medizinischen Weg einschlägt, den auch der Tierarzt gerne gehen würde. Was wir nicht müssen, tun wir auch nicht. Es macht auch in anderen Branchen einen Unterschied, ob der Verkäufer sagt: »Sie müssen diesen Wagen mit ABS kaufen.«, »Sie sollten diesen Wagen mit ABS kaufen.« oder »Sie könnten diesen Wagen vielleicht mit ABS kaufen.«

Übung

Folgende Formulierungen zeigen Beispiele für eine Kommunikation, die einen klaren Standpunkt zum Ausdruck bringt. Ergänzen Sie die Beispiele zu vollständigen Sätzen:

☺ »Wir müssen noch ein Röntgenbild machen, um …«

☺ »Wir sollten noch ein Röntgenbild machen, damit wir …«

☺ »Wenn wir wissen wollen, was der Grund für Kenas Erkrankung ist, dann müssen wir …«

☺ »Ich empfehle …«

☺ »Wir brauchen unbedingt ein Blutbild.«

☺ »Da bleibt uns nur …«

☺ »Da können wir wirklich nur …«

☺ »Wir müssen ja für Dana eine Lösung finden.«

☺ »Jetzt müssen wir (vor allem) sehen, wie wir Max helfen können.«

☺ »Ich sehe keine andere Möglichkeit, als …«

☺ »Aus meiner Sicht können wir da nur …«

☺ »Wir werden ein MRT machen müssen.«

5.1 Fallführung und Behandlungsaufbau

☺ »Es führt kein Weg an … vorbei.«

☺ »Für die weitere Abklärung ist es unabdingbar, dass wir …«

☺ »Damit wir alle Möglichkeiten abgedeckt haben, sollten/müssen wir noch die Röntgenbilder machen.«

☺ »Damit wir es wirklich vollständig haben und es damit dann auch genau wissen, sollten/müssen wir …«

☺ »Für diese Aufgabenstellung müssen wir es genau wissen, deswegen kommen wir an den Röntgenbildern nicht vorbei.«

☺ »Dass wir da nichts verpassen …«

☺ »Wir haben da keine Alternative, als …«

☺ »Ich würde es an Ihrer Stelle entfernen lassen.«

☺ »Das sollte man entfernen.«

☺ »Ich würde ihn operieren.«

☺ »Das muss operiert werden.«

☺ »Es gibt verschiedene Möglichkeiten, aber für heute sollten wir uns für diesen Weg entscheiden, weil …«

☺ »Um die Therapie genau auf die Symptomatik abstimmen zu können, müssen wir noch weitere diagnostische Schritte gehen.«

☺ »Es ist schon durchaus vertretbar, Morris symptombezogen zu behandeln, aber Sie müssen wissen, …

… dass es letztlich ein Schuss ins Blaue ist.«

… dass es sich lediglich um einen Therapieversuch handelt.«

… dass es Ihre Entscheidung ist, und es sich letztlich nur um einen Therapieversuch handelt.«

… dass wir dadurch möglicherweise Zeit verlieren.«

… dass wir die Therapie so nicht genau auf die Symptomatik abstimmen können.«

Wie im Verlauf des Buches gezeigt werden konnte, hat die persönliche Einstellung einen direkten Einfluss auf die Kommunikation. Beobachten Sie im Alltag immer wieder Ihre Kommunikation, und versuchen Sie Ihre persönliche Einstellung anhand dieser Kommunikation zu erkennen und gegebenenfalls zu verändern. Vielleicht kann Sie jemand, der Sie durch den Alltag begleitet, dabei unterstützen.

5.1.8 Der Umgang mit Ablehnung

Im tierärztlichen Alltag kommt es immer wieder zu Situationen, in denen bestimmte Leistungen, Anwendungen oder Therapien von seiten der Kunden eindeutig abgelehnt werden. Der Umgang mit der Ablehnung aus Angst wurde bereits in Kapitel 6.7 beschrieben. Auch in den vorangegangen Kapiteln 5.1.1 bis 5.1.7 wurde zum Beispiel auf den Umgang mit der Ablehnung bestimmter Diagnostik intensiv eingegangen. In diesem Kapitel sollen noch einmal abschließend bestimmte Einzelfälle ganz praktisch anhand von Dialogen, wie sie in der Praxis vorkommen können beispielhaft dargestellt werden. Wichtig hierbei ist, die jeweiligen Vorgehensweisen für die Besitzer zu begründen und auf etwaige Einwände einzugehen. In Einzelfällen kann es wichtig sein, Verständnis für die Einwände zu äußern oder einen Kompromiss zu finden, mit dem die Besitzer zufrieden sein können. In anderen Fällen kann es aber auch richtig sein, Einwände einfach stehen zu lassen, um nicht in eine Rechtfertigungssituation zu geraten

Der Tierhalter lehnt die Allgemeinuntersuchung ab.

Die Allgemeine Untersuchung sollte aus mehreren Gründen grundsätzlich immer allen weiteren diagnostischen Maßnahmen vorangestellt werden.

Wenn ein Tier in der Praxis zum ersten Mal vorstellig wird, ist es unabhängig von den vordergründigen Symptomen wichtig, sich einen Überblick über das gesamte Tier zu verschaffen. So verpasst man keine Nebenbefunde, die dann möglicherweise bei einem anderen Kollegen auffallen und angesprochen werden könnten.

Weiterhin erfordert die Anwendung verschiedener Medikamente aus rein forensischer Sicht eine vorherige allgemeine Untersuchung. Insgesamt ist es wichtig hierzu im Vorfeld einen eigenen Standpunkt zu finden, der im jeweiligen Fall auch eine glaubwürdige Begründung bietet. Sätze wie:

☹ »Das machen wir immer so«

☹ »Der Chef will das so haben«

sollten unbedingt vermieden werden.

Impfung

Besitzer: »*Sie brauchen meinen Hund nicht untersuchen, der ist gesund.*«
 Tierarzt: »*Bevor ich Leika impfe, muss ich sie einmal allgemein untersuchen.*«
 Besitzer: »*Nein brauchen Sie nicht, die ist gesund. Sie wollen ja nur Geld verdienen.*«

Hier ist es wichtig den Einwand als solchen stehen zu lassen, da es sich um eine unbegründete Pauschalisierung handelt. Es empfiehlt sich in der medizinischen Argumentation zu bleiben:

Tierarzt: »*Es ist wirklich wichtig Leika daraufhin zu untersuchen, ob wir sie heute impfen können. Ein Tier, das zum Beispiel Fieber hat oder ein gestörtes Allgemeinbefinden zeigt, darf ich auf keinen Fall impfen. Ansonsten kann es zu unerwünschten Nebenwirkungen kommen, die wir doch beide vermeiden wollen*«

Durchfall

Besitzer: »*Sie brauchen meinen Hund nicht untersuchen, ich habe doch gesagt er hat Durchfall.*«

Tierarzt: »*Die allgemeine Untersuchung gehört unbedingt dazu, ansonsten kann ich die Schwere der Erkrankung wirklich nicht einschätzen.*«

Besitzer: »*Nein brauchen Sie nicht. Sie können ihr doch einfach eine Spritze geben.*«

Tierarzt: »*Bevor ich Ihrem Tier Medikamente verabreiche, muss ich Max unbedingt einmal gründlich untersuchen, um seinen Allgemeinzustand beurteilen zu können und etwaige andere Erkrankungen auszuschließen. So können wir beispielsweise feststellen, ob sein Kreislauf in Ordnung ist, da er durch den Durchfall eventuell sehr viel Flüssigkeit verloren hat. Vor allem ist es für die weitere Behandlung auch wichtig, zu wissen welche Ursache der Durchfall hat.*«

Lahmheit

Besitzer: »*Wieso messen Sie denn jetzt Fieber, die Princess ist doch wegen einer Lahmheit hier.*«

Dieser Fall ist immer am schwierigsten zu begründen, da der Zusammenhang für den Besitzer tatsächlich schwer herzustellen ist. So verhält es sich bei allen Fällen, wenn Tiere mit Symptomen vorstellig werden, die nicht vordergründig einen systemischen Zusammenhang zulassen, wie z. B. bei einer Augenerkrankung oder einer Verletzung.

Tierarzt: »*Ich verstehe ihren Einwand, aber ich habe Princess noch nie vorher gesehen. Deswegen will ich mir einen Eindruck von ihr verschaffen, damit wir nichts verpassen. Wir untersuchen alle Pferde einmal allgemein, die wir zum ersten Mal sehen. Das ist auch in ihrem Sinne, falls Princess zum Beispiel ein Herzgeräusch hätte.*«

Besitzer: »*Aber was hat das Fieber mit der Lahmheit zu tun.*«

Tierarzt: »*Ich muss mir auf jeden Fall einen Gesamtüberblick über ihr Pferd verschaffen, damit ich weiß, wie der Allgemeinzustand ist. Vor allem aber auch, wenn wir sie später in Narkose legen müssen oder bestimmte Medikamente geben wollen.*«

Besitzer: »*Ich möchte das aber trotzdem nicht. Ich halte das für überflüssig.*«

Tierarzt: »*Ich kann verstehen, dass diese Untersuchung für Sie überflüssig wirkt, aber aus tierärztlicher Sicht ist es wichtig, ihr Pferd vorher zu untersuchen.*

Darüber hinaus bin ich als Tierarzt verpflichtet das zu tun. Wenn Sie diese Untersuchung wirklich nicht wünschen, kann ich Princess nicht weiter behandeln.«

Der Tierbesitzer lehnt eine weitere Röntgenaufnahme ab

Besitzer: »Warum wollen Sie denn zwei Bilder machen? Das ist doch nicht nötig.«

Tierarzt: »Wir brauchen ein zweites Bild, um die sogenannte zweite Ebene beurteilen zu können. Ansonsten haben wir nur ein zweidimensionales Bild, das deutlich schwerer zu beurteilen ist. Das eine Bild werden wir von oben und das zweite Bild werden wir von der Seite machen, damit wir wirklich alles gut sehen können. Manche Befunde erkennt man erst auf der jeweils anderen Ebene. Deswegen röntgen wir standardmäßig immer beide Ebenen.«

Der Tierbesitzer lehnt die stationäre Aufnahme seines Tieres ab

Besitzer: »Nein, Leika bleibt auf gar keinen Fall hier!«

Tierarzt: »Ich verstehe, dass Sie sich Sorgen machen und wir erleben das sehr häufig, dass die Halter ihr Tier nicht gerne in einer Praxis alleine lassen. Aber in Leikas Fall kann ich nicht anders, als es ihnen dringend zu empfehlen. So können wir ihr am besten helfen und es ist jetzt wirklich wichtig für sie, dass ihr Kreislauf so schnell wie möglich wieder stabil wird. Sie ist bei uns in besten Händen und es ist rund um die Uhr jemand für sie da.«

»Unsere Stationshelferin kümmert sich wirklich sehr intensiv um ihre Patienten.«

»Es ist wirklich besser für Leika, wenn sie hier bei uns unter tierärztlicher Beobachtung steht. Dann können wir ihr jederzeit helfen.«

Der Tierbesitzer besteht auf komplementärmedizinische Behandlung

Besitzer: »Ich möchte auf gar keinen Fall ein schulmedizinisches Medikament geben.«

Tierarzt: »Ich finde es gut, dass sie einen alternativen Weg gehen wollen, aber aus meiner Sicht wäre es besser, dieses empfohlene Medikament zu geben, da es nach meiner Erfahrung bei dieser Erkrankung den größten Erfolg verspricht.«

Besitzer: »Nein, ich möchte das trotzdem nicht. Ich selber nehme so etwas auch nicht und habe die besten Erfahrungen.«

Tierarzt: »Ich mache ihnen einen Vorschlag: Wir versuchen es zuerst einmal mit diesem alternativen Medikament, mit dem ich auch schon Erfahrungen habe, und beobachten gemeinsam, wie es Max damit geht. Mir wäre es dann wichtig, dass wir in engem Kontakt bleiben. Bitte kommen Sie doch in zwei Tagen zur Nachuntersuchung wieder und morgen werden wir dann telefonieren, wie es Max geht. Wenn wir dann nicht weiter kommen, können wir immer noch einmal über das andere Medikament diskutieren «

5.1 Fallführung und Behandlungsaufbau

Der Tierbesitzer lehnt die Blutuntersuchung vor einer OP ab

Besitzer: »*Diese Blutuntersuchung ist doch völlig unnötig. Max geht es doch, abgesehen von dem Kreuzbandriss, sehr gut!*«

Tierarzt: »*Wir brauchen diese Blutuntersuchung damit wir den Zustand seiner inneren Organe beurteilen können. Das tun wir, um gegebenenfalls die Narkose so anzupassen, dass wir das Narkoserisiko minimieren können. Ansonsten laufen wir Gefahr, dass wir wirklich ein großes Risiko eingehen. Das ist doch auf jeden Fall nicht in ihrem Sinne.*«

5.1.9 Durchführung von Diagnostik und Therapie

Sollte Ihre Kommunikation erfolgreich gewesen sein, wird es zur Durchführung der geplanten Maßnahmen kommen. Nach der Durchführung einer bestimmten empfohlenen Diagnostik ergibt sich häufig die Notwendigkeit weiterer diagnostischer Maßnahmen, um die Ursache für die Erkrankung exakt zu bestimmen. Es kann auch sein, dass die eigentlich vorgeschlagene Diagnostik kein konkretes Ergebnis geliefert hat. Die Ursache für manche Erkrankungen lässt sich nur in einem Ausschlussverfahren ermitteln. Dies sollte mit den Besitzern bereits im Vorfeld besprochen werden. Manchmal stellt sich eine Verdachtsdiagnose durch die unternommenen Schritte im Nachhinein als falsch heraus. Auch dieser Umstand sollte mit den Besitzern offen besprochen werden:

☺ »*Es ist wichtig, dass wir zumindest mal diese Erkrankung ausschließen können.*«

Im Anschluss an die Diagnostik oder eine durchgeführte Operation werden die Ergebnisse wieder mit dem Besitzer besprochen. Welche Ergebnisse liegen vor? Wie ist die Operation verlaufen? Besitzer, die nicht anwesend sind, sollten so schnell wie möglich telefonisch informiert werden. Was werden die nächsten notwendigen Schritte sein? Wann kann das Tier abgeholt werden? Auch hier empfiehlt es sich, die Richtigkeit und Notwendigkeit der durchgeführten Leistungen noch einmal zu betonen:

☺ »*In der Operation hat sich gezeigt, dass Sie die richtige Entscheidung getroffen haben, weil …*«

☺ »*Sehen Sie, auf den Ultraschallbildern kann man sehr deutlich erkennen, dass …*«

☺ »*Gut, dass wir die Röntgenbilder gemacht haben, das hätten wir sonst übersehen.*«

Aus jedweder Diagnostik und auch aus Operationen ergeben sich mögliche weiterführende Therapien, die besprochen werden müssen. Geben Sie Ihren Kunden einen Therapieplan mit nach Hause, den sie vorher gemeinsam besprechen. Achten Sie darauf, dass die Besitzer, im Sinne der Klarheit, Sie wirklich verstehen. Wiederholen Sie das Gesagte. Stellen Sie gezielte Fragen, und fassen Sie am Ende des Gesprächs alles noch einmal zusammen.

In dem Fall, dass Medikamente zur weiterführenden Therapie vorgesehen sind, sollten Sie die Anwendung einmal vorführen.

Schließen Sie das Gespräch immer mit folgender beispielhafter Frage ab:

☺ »Haben Sie alles verstanden, oder gibt es noch irgendwelche Fragen?«

Die Verabschiedung des Tierhalters sollte wieder, wie schon die Begrüßung, so persönlich wie möglich gestaltet werden.

5.1.10 Wann ist der Fall zu Ende? – Rückrufe

Was diese Frage betrifft, kann man, wie die Praxis zeigt, sehr unterschiedlicher Meinung sein. Im Rahmen eines bestimmten Selbstverständnisses was die Erbringung tierärztlicher Dienstleistungen angeht, sollte es dazu nur eine Auffassung geben. Hin und wieder wird der Abschluss der Behandlung, ganz medizinisch betrachtet, mit dem Verlassen der Praxis gleichgesetzt. Dies ist allerdings aus Besitzersicht nicht unbedingt so. In vielen Fällen ergeben sich erst später zusätzliche Fragen, die für den Kunden wichtig sein können, vom Tierarzt aber anders bewertet werden. Da »immer viel zu tun ist«, werden diese Rückrufe in der Praxis häufig aufgeschoben, oder im schlimmsten Fall gar nicht geführt. Aus Besitzersicht führt dieses Verhalten zwangsläufig zu Enttäuschungen. Bedauerlicherweise ist es so, dass ein nicht erfolgter Rückruf die gesamte Praxisleistung, auch wenn diese bis dahin perfekt war, zunichtemachen kann.

Mit dem Nachkommen der Bitte um Rückruf sind jedoch die grundlegenden Themen Respekt und Verbindlichkeit verknüpft. Daher wird klar, warum dem ganzen Thema eine besondere Bedeutung zukommen muss. Dies kann so weit führen, sein eigenes Verständnis davon, wann ein Fall zu Ende ist, zu überdenken, oder auch sein persönliches Zeitmanagement zu überprüfen.

 Aus Kundensicht ist der Fall erst abgeschlossen, wenn es keine Fragen mehr gibt.

Im Sinne der Kundenzufriedenheit sollte deshalb so schnell wie möglich zurückgerufen werden. Dabei ist es nicht zwingend erforderlich, dass der Inhaber der Praxis jeden Anruf selbst tätigt. Es gibt durchaus die Möglichkeit, bestimmte Anrufe zu delegieren. Aus Sicht der Kunden ist es zunächst nur wichtig, ein zügiges Feedback zu bekommt.

5.1 Fallführung und Behandlungsaufbau

> **Übung**
> Bauen Sie Rückrufzeiten in Ihr Zeitmanagement ein, und delegieren Sie so viele Rückrufe wie möglich.

Als Gegenargument zum Zeitmangel sei an dieser Stelle noch auf das enorme Kundenbindungspotenzial hingewiesen. Die Tierhalter werden positiv überrascht sein, wenn sie im Anschluss an eine abgeschlossene Behandlung noch einmal einen Anruf von ihrem Tierarzt bekommen, der sich nach dem Verlauf der Gesundung seines Patienten erkundigt.

6 Kundentypen

Letztendlich handelt es sich bei der grundlegenden Einteilung der Praxiskunden in verschiedene Kundentypen bereits um eine Kommunikationsfalle, wie bereits in Kapitel 2 beschrieben. Dennoch kristallisieren sich aus der Alltagserfahrung bestimmte Verhaltensweisen von Tierhaltern heraus, die man im weitesten Sinne bestimmten Typen zuordnen kann. Insofern darf in diesem Buch der praktische Umgang mit diesen Typen nicht fehlen.

6.1 Der »schwierige« Kunde

Man kann verschiedene Arten von schwierigen Kunden unterscheiden: Es gibt die dominanten, die kritischen, die ängstlichen, die kostenrestriktiven und viele mehr. Je nach Spezialisierung der Praxis ist mal der eine, mal der andere Typus der häufigere Gast. Im praktischen Alltag lässt sich als Außenstehender jedoch beobachten, dass diese vermeintlich schwierigen Kunden sich nicht immer als derartig schwierig herausstellen, wie sie von den betroffenen Tierärzten und ihren Mitarbeitern wahrgenommen werden. In der Praxis ist es aber natürlich häufig so, dass über diese Kunden gesprochen wird. Dabei besteht die Möglichkeit, dass aufgrund des jeweiligen Einflusses der verschiedenen Kommunikationsfallen, eine gewisse Teamdynamik entsteht. Eine Mischung aus der bereits beschriebenen Selbstverständlichkeit, der Kategorisierung und der selektiven Wahrnehmung vergrößert, ähnlich dem Blick durch eine Lupe, den Anteil der vermeintlich schwierigen Kunden. Eine weitere Konsequenz dieser Dynamik ist, dass die einzelnen Kunden von vornherein schwieriger erscheinen, als sie tatsächlich sind. Wenn sich Aussagen wie beispielsweise »Die Kunden sind sowieso …« häufen, dann ist es durchaus angebracht, sich in einer Teambesprechung zu vergewissern, wie groß der Anteil der schwierigen Kunden im Vergleich zu jenen, die einem wohlgesonnen begegnen, wirklich ist. Derartige Aussagen besitzen eine negative Färbung, was sich im Verhalten widerspiegeln kann. Um einmal einen realen Wert zu ermitteln, kann es auch nützlich sein, eine Strichliste der wirklich als schwierig wahrgenommenen Kunden anzulegen.

> **Übung**
> Führen Sie eine Statistik über »schwierige« Kunden.

Nichtsdestoweniger gibt es sie natürlich, diese Kunden. In erster Linie braucht es gegenüber allen schwierigen Kundentypen das beschriebene Bei-sich-Bleiben.

Eine professionelle Distanz zu jedem Kunden, von dem man sich gefordert fühlt, ist das A und O. Von Vorteil ist außerdem ein Bewusstsein dafür, dass der Kunde sein Verhalten nicht persönlich meint, sondern dieses Verhalten der Rolle des Tierarztes entgegenbringt. Insofern würde er sich bei den meisten Kollegen genauso verhalten, oder es zumindest versuchen. Kommunikation ist ein dynamischer Prozess von zwei Beteiligten – und am Beispiel der schwierigen Kunden lässt sich genau das durch die Erfahrung aus dem praktischen Alltag belegen. Jeder Tierarzt hat schon erlebt, dass, wenn Halter übergeben werden, mit denen man nicht zurechtgekommen ist, diese auf den neuen Tierarzt ganz anders reagieren. Genauso zeigt die Praxis, dass Tierhalter mitunter auf die Tiermedizinischen Fachangestellten ganz anders reagieren als auf den diensthabenden Tierarzt. Aus dieser Beobachtung ergeben sich zwei Praxistipps. Zum einen gilt es, sich als Sender zu überprüfen und hin und wieder kritisch infrage zu stellen. Zum anderen sollte auch in Einzelfällen die Möglichkeit genutzt werden, wenn sie denn besteht, einen Kunden ganz bewusst an einen Kollegen zu übergeben.

Im praktischen Alltag gibt es aber auch Möglichkeiten sich unmittelbar auf den Umgang mit schwierigen Kunden besser vorzubereiten. Hilfreich ist z. B. eine strukturierte Behandlungsführung, wie sie in Kapitel 5 beschrieben wird. Auf der nonverbalen Ebene wird hierdurch die Führung und Struktur klar vorgegeben. Dies ist insbesondere im Umgang mit emotionalisierten und dominanten Tierhaltern von Vorteil.

Es ist wichtig, sich selbst und sein jeweiliges Team immer wieder auf Wertung und Beurteilung hinsichtlich der Wahrnehmung der tatsächlichen Anzahl schwieriger Kunden zu überprüfen. Wie schwierig sind die Kunden wirklich? Und vor allem, in welcher Anzahl treten sie auf? Darüber hinaus ist es in jedem Fall hilfreich, diese Kunden eher als Herausforderung zu betrachten, denn als Belastung. Die Erfahrung zeigt, dass gerade die vermeintlich schwierigen Kunden am Ende die loyalsten sind. Wenn man es denn geschafft hat, sie zufrieden zu stellen. Häufig kann man durch eine gewisse Akzeptanz schon viel gewinnen.

> **!** Schwierige Kunden sollten als Herausforderung für die Praxis erachtet werden.

6.2 Der Preishopper

Preishopper sind Kunden, die, meist am Telefon, auf der Suche nach dem günstigsten Preis für eine tiermedizinische Leistung sind. Sie sind damit auf verschiedenen Ebenen eine Herausforderung für jeden Tierarzt.

Wichtig ist, in solchen Fällen die richtige Einstellung zu bewahren. Gegenüber dem mitunter berechtigten Anliegen des Kunden, Geld zu sparen sowie gegenüber dem Bewusstsein für den Wert der eigenen Leistung. Deshalb ist es wichtig, den Kunden über den zu erwartenden Umfang und die damit verbundene Wertigkeit der Leistung aufzuklären. Aufgrund dessen sollte es, entgegen der häufig anzutreffenden Alltagspraxis, die Aufgabe des Tierarztes sein, mit diesen Kunden zu sprechen. Die Anmeldung sollte diesbezüglich informiert und geschult sein.

Praxistipp
Anmeldung: »Ich kann Ihnen dazu gar keine Auskunft geben, das kann Ihnen nur der Tierarzt sagen, sobald er den jeweiligen Fall genau beurteilt hat. Am besten Sie kommen mit Ihrem Tier vorbei, oder ich trage Ihnen einen Rückruf bei Dr. Meyer ein, der kann Sie dazu viel besser beraten als ich.«

Von der pauschalen und unaufgeklärten Weitergabe des Preises ist aus mehreren Gründen abzuraten. Es sei denn, es handelt sich um tatsächlich vergleichbare Leistungen wie eine Impfung. Zum einen ist der Kunde unwiederbringlich verloren, wenn ihm der Preis, ohne Zusatzinformationen zu erhalten, nicht zusagt. Zum anderen kann durch einen undifferenzierten Umgang mit diesem Thema leicht der Eindruck entstehen, die Praxis sei insgesamt zu teuer. Dies kann wiederum zur Folge haben, die Preise diesem Eindruck entsprechend zu senken, anstatt eine Qualitätsdiskussion mit dem Besitzer zu führen.

Im Gespräch mit dem Tierhalter sollte der Tierarzt viele Fragen stellen, um ihm die Komplexität des Falles eindrücklich darzustellen. Ziel des Gesprächs sollte es sein, den Besitzer entweder dazu zu bewegen, in die Praxis zu kommen, oder einen Tierarzt zur Untersuchung in den Stall zu bestellen. In jedem Fall erhält der Besitzer dadurch aber zumindest einen Überblick über das gesamte Leistungsspektrum der Praxis. Wenn die Halter erst gar nicht dazu gebracht werden, überhaupt über die Möglichkeit von Leistungsunterschieden nachzudenken, werden sie selbstverständlich voraussetzen, dass es keine Qualitätsunterschiede gibt, und aufgrund dessen lediglich den nackten Preis vergleichen. Somit liegt es in der Hand des Tierarztes, ob er seinem potenziellen Kunden auf der Preisebene oder auf der Qualitätsebene begegnen will.

 Begegnen Sie dem Kunden auf der Qualitätsebene.

6.3 Dr. Google

»Zu gut« informierte Tierhalter sind häufig eine besondere Herausforderung im praktischen Alltag. Die Kommunikationsfalle, die sich hinter diesem Kunden verbirgt, ist die formale Grenzüberschreitung der eigentlich beim Tierarzt liegenden Kompetenz. Diese Grenzüberschreitung birgt die Gefahr, dass der behandelnde Tierarzt sich letztlich in seinem Selbstwert, der sehr eng verbunden sein kann mit seiner Kompetenz, angegriffen fühlt und auch dementsprechend reagiert. Hierdurch kann sich die Kommunikation im negativen Sinne verändern. Diese Reaktion setzt den in Kapitel 1 beschriebenen rückgekoppelten Kreislauf in Gang, der schlussendlich zu einem negativen Kommunikationsergebnis führen kann.

Schon aus Eigeninteresse ist deshalb eine offene Herangehensweise dem jeweiligen Kunden und seinem mitgebrachten Wissen gegenüber, für das er nachvollziehbarer Weise erst einmal Respekt bekommen möchte, ratsam. Respekt für die Mühe, die er sich gemacht hat, für die Recherche und das Wissen, welches er sich dabei angeeignet hat. Viele Kunden wollen sich als mitarbeitender und gut informierter Tierhalter verstanden wissen und mitunter auch vor ihrem Tierarzt glänzen. Diese Anerkennung sollte der Tierarzt seinem Kunden entgegenbringen, indem er ihn dort abholt und basierend auf dessen Kenntnisstand in seine Argumentation und zu seinem Standpunkt mitnimmt:

☺ »Ich freue mich, dass Sie so gut mitarbeiten.«

☺ »Ich wäre froh, wenn alle Halter so gut mitarbeiten würden wie Sie.«

☺ »Ich wäre froh, wenn alle Halter so gut informiert wären.«

Natürlich kann es dabei zu dem Punkt kommen, an dem man dem Halter mitteilen muss, dass die Information, die er für richtig hält, möglicherweise falsch ist. Gerade deshalb ist es wichtig, den Halter trotz allem mit angemessenem Respekt zu behandeln und nicht pauschal als »Besserwisser« abzustempeln:

☺ »Ich finde es gut, dass Sie sich so gut informiert haben. Wir haben diese Darstellung aus dem Internet schon öfter zu hören bekommen, aber leider ist sie nicht richtig. Die neuste Studie besagt …«

☺ »Bedauerlicherweise ist Google nicht immer auf dem neusten Stand, denn auf der letzten Fortbildung …«

Auf diese Art und Weise können sowohl Tierarzt als auch Kunde gut mit der »Falschinformation« leben, und niemand wird vor den Kopf gestoßen.

Obendrein sei darauf hingewiesen, dass gut informierte Besitzer auch viele Vorteile mitbringen. Gerade aufgrund ihres erarbeiteten Wissens zeigen sie häufiger und schneller wesentlich mehr Bereitschaft, medizinische Wege mitzugehen, auch wenn sie kostenintensiv sind. Die beste Basis für eine positive Entscheidung im Hinblick auf kostenintensive Diagnostik oder Therapie ist immer noch das Verstehen.

Eine gänzlich andere Behandlung ist sicherlich bei der Art von informierten Besitzern angebracht, die tatsächlich alles »besser wissen« und auch offensichtlich den Standpunkt des Tierarztes nicht anerkennen wollen. Dieser Typus braucht Grenzen, die ihm der Tierarzt, nachdem angemessen und ausreichend diskutiert wurde, aufzeigen sollte. Der Tierarzt sollte seine Kompetenzposition klar und deutlich darlegen. Als allerletztes Mittel kann er die Vertrauensfrage stellen, indem er dem Tierhalter anbietet, einen anderen Tierarzt zu konsultieren, wenn keiner seiner Ratschläge für den Besitzer Sinn macht:

☺ »Auch wenn Ihre Recherche ein anderes Ergebnis hervorgebracht hat, denke ich doch, dass Sie in diesem Punkt meiner Kompetenz als behandelndem Tierarzt vertrauen sollten.«

☺ »Es gibt immer sehr viele Aspekte zu berücksichtigen, die jeden Fall anders erscheinen lassen. Jeder davon bedarf einer anderen Vorgehensweise.«

☺ »Da ich das Gefühl habe, dass Sie meiner Meinung nicht vertrauen, wäre es vielleicht besser, Sie würden einen anderen Tierarzt konsultieren.«

! Gut informierte Tierhalter bieten auch Vorteile.

6.4 Kinder im Behandlungszimmer

Kinder im Behandlungszimmer haben ein besonderes Augenmerk verdient. Gerade in Situationen, in denen die Euthanasie ein Thema wird oder es möglicherweise blutig werden könnte. Hier spielt das Thema Selbstverständlichkeit eine große Rolle, denn Blut ist im tiermedizinischen Alltag selbstverständliche Routine. Für Kinder, die ihren Liebling »leiden« sehen, ist das genaue Gegenteil der Fall. Zum richtigen Zeitpunkt die Frage an die Begleitperson zu stellen, ob allen der bevorstehende Eingriff zuzumuten ist, hilft in solchen Situationen viel. Ein sensibler Umgang ist unbedingt angezeigt.

Darüber hinaus sollten Kinder im Rahmen der Kundenfreundlichkeit, zumindest in begrenzter Weise, miteinbezogen werden, auch wenn dies unter Umständen einen etwas höheren Zeitaufwand bedeutet.

Wichtig in Bezug auf den Umgang mit Kindern ist, nicht den Überblick zu verlieren, wenn mehrere Kinder im Raum sind und viele Fragen stellen. Versuchen Sie auf einzelne Fragen einzugehen, aber wenden Sie sich dann wieder an den Erwachsenen. Ansonsten besteht die Gefahr, dass Sie von einer Frage in die nächste kommen. Nichtsdestoweniger sollte den Kindern eine angemessene Aufmerksamkeit gewidmet werden:

☺ »Ihr könnt ja alle aufmerksam zuhören, wenn ich der Mama jetzt erkläre, warum Trixi Fieber hat.«

 Kinder im Behandlungszimmer – hier verbirgt sich die Falle der Selbstverständlichkeit.

6.5 Ältere Menschen

Ältere Tierhalter brauchen, letztlich wie jede kategorisierbare Kundengruppe, einen besonderen Umgang. Häufig sind die Ängste etwas größer und die Gefühle noch etwas aufgewühlter als bei vielen anderen Kundentypen.

Oft benötigt man von vornherein ein umsichtigeres Zeitmanagement, das auch die notwendige Geduld ermöglicht, die es braucht, um ältere Menschen angemessen zufriedenzustellen. Manchmal kann es eine Wiederholung oder eine Zusammenfassung mehr sein, die es braucht. Manchmal muss man ein wenig mehr Zeit in die Anamnese investieren. Langsames, deutliches Sprechen kann, je nach Tierhalter, angebracht sein. Paraphrasieren Sie häufiger als bei jüngeren Kunden und vermitteln Sie dadurch, dass Sie Ihr Gegenüber verstehen. Achten Sie noch intensiver auf mögliche Sorgen und sprechen Sie diese Sorgen direkt an, um sie gemeinsam mit dem Kunden zu klären (Kap. 6.7). Hier ist der Einsatz der Empathie noch mehr gefragt als bei anderen Patientenbesitzern. Widerstände gegenüber bestimmten Therapien oder diagnostischen Wegen sollten beachtet und auch direkt angesprochen und geklärt werden.

Aber für alle hier erwähnten Hinweise gilt, ein gesundes Maß einzusetzen, und dass die Wahrnehmung der einzelnen Person das entscheidende Indiz ist, nach dem man sich richten sollte. Genau zu wissen, wer gerade vor einem sitzt, ist eminent, um nicht über das Ziel hinauszuschießen und dadurch eventuell sogar respektlos zu wirken. Die Falle verbirgt sich hier in einer übertriebenen Sonderbehandlung, die letzten Endes als diskriminierend wahrgenommen werden könnte.

Praxistipp

- Achten Sie noch mehr auf Empathie.
- Paraphrasieren Sie noch mehr als bei anderen Kunden.
- Achten Sie auf eine deutliche Aussprache.
- Sprechen Sie langsam und achten Sie auf eine angemessene Lautstärke.
- Wählen Sie eine einfache und verständliche Sprache.
- Sprechen Sie Sorgen und Widerstände, die Ihnen auffallen, direkt an.

6.6 Der Vielredner

Kunden, die ein großes Mitteilungsbedürfnis haben, kommen in der Praxis nahezu täglich vor. Insofern ist es nützlich, zwischen dem Spannungsfeld Kundenzufriedenheit und Zeitmanagement einen gesunden Mittelweg zu finden, der beide Seiten zufriedenstellt.

Tierhalter haben aus unterschiedlichsten Gründen ein großes Bedürfnis sich mitzuteilen. Von manchen ist es einfach das Naturell, manche sind aufgeregt, andere wollen alles richtig machen und bloß kein Detail vergessen, damit ihr Liebling wieder gesund wird. Der ein oder andere ist schlichtweg einsam und nutzt die Gelegenheit. All diesen Kunden muss man im Sinne des Dienstleistungsverhältnisses gerecht werden, gleichzeitig muss aber der Terminkalender abgearbeitet werden. Deshalb brauchen Vielredner einen speziellen Umgang, der auch aus diesem Typus einen zufriedenen Kunden macht.

Im Umgang mit dem Vielredner sollte von Anfang an eine bewusste Gesprächsführung übernommen werden, die gleichzeitig Ruhe und Geduld ausstrahlt. Auch in Bezug auf den Typus des Vielredners ist die empfohlene Behandlungsführung aus Kapitel 5 die richtige Wahl.

 Vielredner brauchen von Anfang an (Gesprächs-)Führung.

Allenfalls die erste Frage sollte als offene Frage gestellt werden:

☺ »Was kann ich denn heute für Max tun?«

☺ »Erzählen Sie mal ganz in Ruhe, was passiert ist.«

Grundsätzlich gilt es als unhöflich, jemanden zu unterbrechen. Nutzen Sie die Möglichkeit zur Dokumentation, und weisen Sie den Besitzer freundlich darauf hin:

☺ »Einen Moment bitte, ich schreibe das nur kurz auf, damit wir nichts vergessen.«

Stellen Sie bereits in der Anamnese möglichst viele geschlossene Fragen. Wer fragt, der führt. Tarnen Sie Ihre Unterbrechungen, und nutzen Sie das Innehalten für eine Verständnisfrage:

☺ »Sie meinen also, dass …«

Durch diese Technik ist Ihr Unterbrechen zu entschuldigen, denn Sie bemühen sich ja nur, den Gesprächspartner besser zu verstehen. **Wichtig**: Jetzt keine große Pause entstehen lassen, sondern sofort nach der Frage mit Ihrer Information fortfahren:

☺ »Meine Ansicht zu der Sache ist, …«

Wenn Kunden sich gar nicht unterbrechen lassen, oder auch auf geschlossene Fragen ausschweifend antworten, sprechen Sie den Tierhalter mit seinem Namen an. Manchmal müssen Sie dies mehrfach tun, bevor der Gesprächspartner reagiert.

Wenn Ihre Versuche, den Vielredner durch die Ansprache mit Namen zu unterbrechen, mehrfach fehlschlagen, gehen Sie zur nächsten Stufe über. Sprechen Sie den Gesprächspartner noch einmal mit Namen an, und fassen Sie die Ergebnisse des Gesprächs kurz und prägnant zusammen. Sagen Sie, was Sie tun werden, was vereinbart wurde, und was Sie von Ihrem Gesprächspartner erwarten.

Achtung: Bleiben Sie anschließend unbedingt in der Vergangenheitsform:

☺ »Gut, dass wir das jetzt geklärt haben.«

Sollte das alles nichts helfen, bleibt immer noch die Möglichkeit, höflich auf den vollen Terminkalender zu verweisen, mit dem Hinweis, dass der Kunde ja selbst auch ungern warten würde.

Praxistipp

Gespräche mit Vielrednern beenden:
- Geben Sie klare Signale.
  Fassen Sie die wichtigsten Erkenntnisse zusammen.
- Verdeutlichen Sie stimmlich das Ende des Gespräches.
- Geschlossene Fragen stellen.
- Vermeiden Sie Fragen wie:

☺ »Kann ich sonst noch etwas für Sie tun?«

  Vielredner empfinden das als Einladung zum Weiterreden. Aber nur bei Vielrednern! Ansonsten sind berechtigte Nachfragen angebracht.
- Geschickt unterbrechen.
- Ungeduld vermeiden.

6.7 Der Ängstliche

Sehr häufig hat man es in der Praxis mit ängstlichen Besitzern zu tun, die aus Sorge um ihre Tiere keine Entscheidung treffen können oder möchten. Auch diese Besitzer brauchen eine besondere Begleitung, die ihnen über ihre Angst hinweg hilft, um zu einer medizinischen Entscheidung zu gelangen.

Auch wenn diese Ängste aus tierärztlicher Sicht nicht immer nachvollziehbar sein mögen (Kap. 3.1), ist es doch die Grundvoraussetzung für ein Gelingen der Kommunikationssituation, diese Ängste ernstzunehmen.

Dies kann z. B. durch Paraphrasieren geschehen:

☺ »Ich kann Ihre Angst vor der bevorstehenden Operation gut verstehen.«

☺ »Ich finde es gut, dass Sie sich Sorgen um Ihr Tier machen.«

☺ »Ich kann verstehen, dass Sie diese Therapie ablehnen, aber es ist wirklich die beste Möglichkeit, Max zu helfen.«

Das reine Paraphrasieren reicht aber nicht aus. Wenn dem Kunden Verständnis für seine Ängste signalisiert wurde, muss ein rationales Angebot folgen, auf das er sich einlassen kann. Voraussetzung hierfür ist das Erfragen des Angstgrundes. In den meisten Fällen besteht eine konkrete Sorge hinsichtlich der Narkose. Hier ist es wichtig, die Qualität der eigenen Praxis zu betonen. Es kann hilfreich sein, die besondere Qualität in Bezug auf die Narkoseüberwachung zu beleuchten, um dem Besitzer den Vorgang zu verdeutlichen:

☺ »Sie müssen sich keine Sorgen machen, wir legen allergrößten Wert auf eine sehr intensive Überwachung des Tieres während der Narkose.«

Eine erneute Paraphrasierung kann in besonderen Fällen hilfreich sein. Wichtig ist es hierbei, nicht in eine Schleife zu geraten, in der der Halter immer wieder seine Ängste wiederholt und der Tierarzt immer wieder sein Verständnis äußert und die Argumentation wiederholt. Manche Tierhalter brauchen ein Gegengewicht zu ihrer Angst, z. B. indem auf die Notwendigkeit der Operation hingewiesen wird:

☺ »Es nützt alles nichts, so können wir Susi nicht nach Hause gehen lassen.«

☺ »Wenn wir Rex helfen wollen, müssen wir dieses kleine Restrisiko in Kauf nehmen.«

☺ »Die Operation ist die einzige Chance, die wir haben.«

Häufig machen den Besitzern auch Amputationen bei Kleintieren große Angst, weil sie glauben, ihr Tier besitze im Anschluss an die Operation keine Lebensqualität mehr. Oder es mangelt an der Vorstellung dafür, dass z. B. ein blindes Tier sich viel besser orientieren kann, als viele Besitzer annehmen würden. In diesen Fällen lassen sich die Besitzer anhand eines konkreten tierärztlichen Standpunktes häufig über ihre Ängste hinweghelfen.

> [!] Der ängstliche Besitzer braucht einen sachlichen Standpunkt, bei gleichzeitigem Verständnis.

6.8 Das erste Tier

Tierhalter, die mit ihrem ersten Tier die Praxis aufsuchen, ob Welpe, neu angeschafftes Pferd oder auch ein älteres Tier aus dem Tierheim, bedürfen ebenfalls eines besonderen Umgangs. Gerade bei dieser Gruppe ist vor allem auf die bereits angesprochene Kommunikationsfalle Selbstverständlichkeit zu achten. Darüber hinaus ist auch hier ein spezielles Zeitmanagement angezeigt, da häufig viele Fragen bestehen, für die Sie sich Zeit nehmen sollten, um eine langfristige Bindung aufbauen zu können. Gerade junge Besitzer können in keiner Weise die medizinische Kompetenz beurteilen und werden umso mehr auf die bereits besprochenen Sekundärmerkmale achten, als dies erfahrene Halter tun würden.

> [!] Kunden, die mit ihrem ersten Tier in die Praxis kommen, bringen die Herausforderung der Selbstverständlichkeit mit sich.

6.9 Kunden, die nicht zahlen können

Was tun, wenn die Kunden überhaupt kein Geld dabei haben? Diese Situation kommt sehr häufig im tiermedizinischen Alltag vor, aber eben auch nur dort, wo bar bezahlt werden muss. Genauso häufig kommt es jedoch vor, dass Kunden, aus den unterschiedlichsten Gründen, zumindest scheinbar kein Geld für die notwendige Behandlung zur Verfügung haben.

Beide Kommunikationssituationen stellen gerade für unerfahrene Tierärzte immer wieder eine gewisse Hürde da. Vor allem im Notdienst, wo der Druck helfen zu wollen und zu müssen sehr hoch ist.

Zuallererst benötigt man einen klaren Standard im Umgang mit solchen Situationen. Wie soll mit solchen Fällen umgegangen werden? Wie weit und um-

6.9 Kunden, die nicht zahlen können

fangreich darf und soll behandelt werden? Das sollte jedem Tierarzt der Praxis klar sein, sobald er im Notdienst tätig wird.

> **Übung**
>
> Erarbeiten Sie einen klaren Standard für Ihre Praxis.

Darüber hinaus ist ein sehr klarer Standpunkt gefragt, und idealerweise hat man sich im Vorhinein klare und differenzierte Gedanken zu diesem Thema gemacht. Denn hier verbirgt sich die große Falle der Einstellung zu Beruf und Tier, in die viele Tierärzte automatisch im Notdienst tappen können.

»Was? Sie wollen meinem Tier nicht helfen, ich dachte Sie wären Tierarzt?«

Das ist ein Satz, der einen starken Eindruck hinterlassen kann. Aber inwieweit sollte sich der Tierarzt darauf einlassen?

In der Praxis hat sich schon häufiger gezeigt, dass es Kunden gibt, die bevorzugt im Notdienst erscheinen, um mit dieser Argumentation ohne Bezahlung davonzukommen.

Der Standpunkt muss hingegen immer sein, dass Tiermedizin nun einmal Geld kostet, auch wenn es sich dabei um eine sehr emotionale, heilende Dienstleistung handelt. Insofern sollte der Tierarzt zumindest einen gewissen Gegendruck aufbauen, indem Sie bei ihrem Standpunkt bleiben. Dies kann dazu führen, dass die Tierhalter zumindest versuchen, von irgendwoher Geld zu besorgen. Der Alltagserfahrung nach gelingt dies in vielen Fällen, wenn der Tierarzt sich nicht auf diese »Kommunikationsfalle« einlässt. Besser ist es diese Aussage dieses speziellen Besitzertypus unkommentiert so stehen zu lassen.

> **Fallbeispiel**
>
> In einer Pferdeklinik kam es seitens des behandelnden Tierarztes zu der Empfehlung einer Szintigrafie. Diese wurde aufgrund der hohen Kosten umgehend und vehement abgelehnt. »Das können wir nicht bezahlen.« Nachdem mehrere Alternativen, bis hin zu einer symptombezogenen Behandlung, besprochen waren, kamen die Halter, aufgeklärt durch den Tierarzt, zu dem Schluss, dass am Ende, trotz aller Vorbehandlung, doch noch eine Szintigrafie notwendig werden könnte.

Im Alltag ergeben sich häufig Situationen, in denen nur scheinbar kein Geld vorhanden ist. Beharrt der Tierarzt jedoch auf seiner Argumentation, gerade hinsichtlich der Notwendigkeit der Behandlung, und erläutert auch die alternativen Möglichkeiten, inklusive aller Risiken, ändert sich nicht selten plötzlich die finanzielle Lage der Halter, wie im obigen Beispiel beschrieben. Die Halter müssen die Notwendigkeit der Behandlung tatsächlich bis zu Ende verstehen. Dieser ganze Prozess wurde in Kapitel 5 sehr eingehend beschrieben.

 Der Halter hat nicht genug Geld – hier verbirgt sich oftmals die Falle der eigenen »falschen« Einstellung.

7 Führung

Tiermedizinische Leistungen werden in den allermeisten Fällen in Teams erbracht. Das bringt immer die Notwendigkeit mit sich, dass einer den anderen führt. Da Führung im Sinne von Beeinflussung aber nun einmal zu einem Großteil auf Kommunikation basiert, darf ein Kapitel über Mitarbeiter- und Kollegenführung in diesem Buch nicht fehlen.

Das Ziel oder der Zweck der Mitarbeiterführung besteht primär darin, das Verhalten von Mitarbeitern so zu beeinflussen, dass gemeinsame Praxisziele erreicht werden können. Führung findet statt, wenn sich die Überzeugung und Akzeptanz gegenüber der Führungsperson in der Motivation der Mitarbeiter und damit in deren Verhalten niederschlägt und sie aufgrund dessen die bestehenden Praxisziele zu ihren eigenen machen, sodass alle anfallenden Aufgaben im Sinne der Kundenzufriedenheit gelöst werden können. Wichtig ist, hierbei Folgendes zu bedenken: Mitarbeiter in der Tiermedizin, Tiermedizinische Fachangestellte ebenso wie junge Assistenten, wählen diesen Beruf nicht unbedingt aus monetären Gründen, sondern häufig aus reinem Engagement und Interesse für Tiere und, zum Teil auch für Menschen. Deswegen gilt der Grundsatz, dass das Ziel der Führung vor allem darin liegen sollte, Demotivation zu vermeiden.

Jeder Tierarzt, der aktiv in der Praxis arbeitet, ist während seines Werdegangs bereits geführt worden und hat meist auch schon selbst Mitarbeiter führen müssen. Jeder entwickelt daher ein eigenes Bild von dem, was man persönlich als guten oder schlechten Führungsstil bezeichnen würde. Auch die Frage, welchen Einfluss ein schlechter Führungsstil auf das persönliche Empfinden und damit auf die persönliche Leistungsfähigkeit nehmen kann, würde vermutlich jeder anders beantworten. Wo aber Übereinstimmung herrscht, ist die Tatsache, dass die Qualität der internen Kommunikation, also die Qualität des Umgangs innerhalb des Praxisteams, einen enormen und letztlich direkten Einfluss auf die Qualität der externen Kommunikation, also die Kommunikation gegenüber den Besitzern hat. Man darf den indirekten Einfluss der Stimmung auf den Menschen nicht unterschätzen. Diese Wahrnehmung kann z. B. Einfluss auf die Entscheidung nehmen, ob ein Tier zur stationären Überwachung in der Praxis oder Klinik verbleiben kann oder eben nicht.

 Die Qualität der externen Kommunikation hängt indirekt mit der Qualität der internen Kommunikation zusammen.

7.1 Gewaltfreie Kommunikation oder warum mitarbeiterorientierte Führung so wichtig ist

Der Begriff der »gewaltfreien Kommunikation« ist ein Konzept von Marshall B. Rosenberg. Er unterscheidet dabei die sogenannte »Giraffensprache«, die er als empathisch und liebevoll charakterisiert, und die »Wolfssprache«, eine eher anklagende, manchmal auch aggressive und nicht selten mit Druck und Forderungen einhergehende Sprache. Letztere ist die im Alltag am häufigsten anzutreffende Form der zwischenmenschlichen Kommunikation. Typisch für sie sind Formulierungen wie »Du hast«, »Immer machst du«, »Schon wieder hast du« oder »Ihr seid sowieso«.

Rosenbergs Idee ist es, eine bestimmte Grundhaltung zu definieren, die es Menschen ermöglicht, sich auf friedliche Weise zu verständigen – mittels der »Giraffensprache«. Dabei handelt es sich weniger um eine Kommunikationstechnik als um eine Bewusstwerdung. Man muss erkennen, so Rosenberg, dass es einer empathischen Umgangsform miteinander bedarf, um zu einer gewaltfreien Kommunikation zu finden. Um diese Einstellung zu erlangen, benötigt man den grundlegenden Willen dazu sowie eben das Bewusstsein, dass es überhaupt alternative Formen des Miteinanders gibt. Hat man diese Einstellung erst einmal eingenommen, hat sie in der Folge einen enormen Einfluss auf die Kommunikation.

In der alltäglichen Erfahrung zeigt sich, dass die »Giraffensprache« nicht sehr verbreitet ist. Häufig findet eher das Gegenteil statt, im Sinne einer Kommunikation, die mitunter durchaus als »gewaltvolle Kommunikation« bezeichnet werden könnte. Wie in diesem Buch bereits gezeigt werden konnte, erzeugt Kommunikation Gefühle. Dabei ist das Gefühl direkt von der jeweiligen Kommunikationsweise abhängig. Eine gewaltfreie Kommunikation wird selbstverständlich zu einem anderen Gefühl führen als eine gewaltvolle Kommunikation.

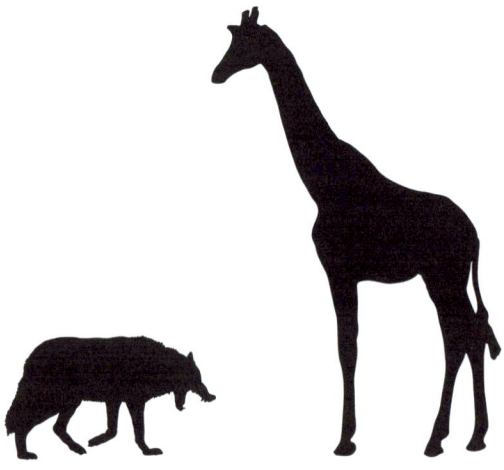

Und dieses, aus der Kommunikation resultierende Gefühl hat ebenso selbstverständlich Konsequenzen, wie schon in der Betrachtung der unterschiedlichen Kundentypen ersichtlich war. Eine negative Kommunikation, ganz gleich ob auf der verbalen Ebene, der Beziehungsebene oder im schlimmsten Fall auf beiden Ebenen gleichzeitig, hat immer einen negativen Einfluss auf den Betroffenen und damit direkt auf die Qualität seiner Arbeit. Bleibt es nicht beim Einzelfall, sondern etabliert sich diese Form der Verständigung als etwas Dauerhaftes, so wird eine negative Kommunikation zwangsläufig Einfluss auf die Bindung des jeweiligen Mitarbeiters zu seinem Arbeitgeber oder zu seinem Vorgesetzten haben. Die Bindung wird lockerer, bis sie sich ganz löst, und der Mitarbeiter die Praxis verlässt. Während eines solchen Verlaufs sinkt immer auch die Leistungsbereitschaft. Die Motivation schwindet, die Leistungsbereitschaft lässt nach, die Leistungserbringung leidet – bis hin zu dem in der öffentlichen Wahrnehmung viel beschriebenen Mitarbeiter, der innerlich bereits gekündigt hat.

Aus dieser Einsicht heraus sollte eigentlich jede Führungsperson, allein schon aus purem Eigeninteresse, eine mitarbeiterorientierte Führung anstreben. Diese beinhaltet als elementaren Bestandteil eine ganz bestimmte Qualität von Kommunikation. Diese Qualität vermag es, den Mitarbeitern ein gutes Grundgefühl für ihren Arbeitsplatz zu verschaffen.

Warum nicht bei den Mitarbeitern dieselben Maßstäbe ansetzen wie bei den Kunden? Denn ohne Mitarbeiter wird keinerlei Leistung erreicht. Doch erst diese sorgt für Kundenzufriedenheit – und damit für den Erfolg der Praxis.

 Alles hängt davon ab, wie man miteinander kommuniziert. Mitarbeiterorientierte Kommunikation ist die Voraussetzung für Kundenzufriedenheit und Praxiserfolg.

7.2 Der richtige Stil und Fallen in der Führung

In der Mitarbeiterkommunikation gelten die gleichen kommunikationspsychologischen Grundlagen wie in der Kundenkommunikation. Auch hier ist die persönliche Einstellung absolut entscheidend für das Ergebnis. Man sollte sich unbedingt die Frage stellen, was die Mitarbeiter in der Praxis oder Klinik in ihrem Alltag erleben und wie sie sich dabei fühlen sollen.

7.2.1 Einstellungen und falsche Vorbilder

In der Praxis zeigt sich häufig, dass die persönliche Einstellung zum eigenen Führungsverständnis von »falschen« Vorbildern geprägt ist. Das besagt, dass man die negative Prägung, die man selbst erlebt hat, auf den eigenen Führungsstil überträgt.

> **Übung**
>
> Erinnern Sie sich an die Führungspersonen aus Ihrer Vergangenheit. Hinterfragen Sie kritisch, welchem Vorbild Sie am ehesten entsprechen (wollen).

Für den praktischen Alltag ergibt sich hieraus die wichtige Aufgabe, sein eigenes Führungsverhalten genauestens zu beobachten, zu überprüfen und ggf. kritisch infrage zu stellen. Nur so kann man den berechtigten Erwartungen der Mitarbeiter und Kollegen gerecht werden.

Es gilt herauszufinden, welche grundlegenden Einstellungen den eigenen Führungsstil bestimmen. Dies zeigt sich vor allem auch anhand der alltäglichen Kommunikation mit den Mitarbeitern.

In der Literatur sind viele verschiedene Führungsstile zu finden. Hier nur einige wenige Beispiele (Tab. 7-1):

Letztlich sind die Führungsstile so vielfältig wie die Menschen, die führen, und darüber hinaus bei jedem in der jeweiligen Situation verschieden. Eine ausführliche Diskussion der unterschiedlichen Führungsstile würde deshalb auch den Rahmen dieses Buches sprengen, zumal auch die Fachliteratur letztendlich in Richtung des situativen Führungsstils verweist.

Tab. 7-1 Mögliche Führungsstile

Patriarchal/ Autoritär	Anspruch auf Gehorsam und Herrschaft; verbunden mit Treue und Loyalitätsanspruch; Mitarbeiter sind nicht an Entscheidungen beteiligt
Charismatisch	Führung aufgrund von starker persönlicher Ausstrahlung; angewiesen auf vorhandenes Charisma des Führenden
Autokratisch/ Hierarchisch	Souveräner Alleinherrscher; hierarchischer gestaffelter Führungsapparat; Verteilung von Kompetenzen in den jeweiligen Ebenen
Demokratisch/ Kooperativ oder beratend	Willkür des Autokraten ist ersetzt durch demokratische Beteiligung; fachliche Kompetenz; trotz allem ist eine präzise Abgrenzung und Definition der Verantwortlichkeiten und Befugnisse vorhanden. Mitarbeiterbeteiligung an Entscheidungen; Entlastung der Führenden durch Delegation von Sachentscheidungen; der Führende informiert über anstehende Entscheidungen und holt den Rat der Mitarbeiter ein
Situativ	Vereint alle positiven Aspekte verschiedener Führungsstile; berücksichtigt die verschiedenen Charaktere und kommt situationsbezogen mit dem jeweiligen Führungsstil zum Ziel
Laisser Faire	Einflussnahme durch den Führenden fehlt größtenteils; im eigentlichen Sinne kein Führungsstil und bei einigen Mitarbeitern ebenso unbeliebt, wie ein sehr patriarchaler Führungstil.

7.2 Der richtige Stil und Fallen in der Führung

Nichtsdestotrotz gibt es einige Dos and Don'ts, die es ermöglichen, den Führungsalltag einfacher und erfolgreicher zu gestalten (Tab. 7-2):

Tab. 7-2 Dos and Don'ts im Führungsalltag

Dos	Don'ts
Empathie – Versuchen Sie Ihr Gegenüber zu verstehen	Einseitige Betrachtung der Situation – »Ich habe früher …«
Zeit und Ort für Kritik gezielt wählen	Kritik im Affekt
Differenzieren, genaue Betrachtung der Sachlage	Pauschalisierung und Verallgemeinerung
Verhältnismäßigkeit waren	Fehlerlupe
Kontrolle als Basis für Feedback	Kontrolle um der Kontrolle willen
Klare Aufträge und Aufgaben vergeben	Unvollständige Informationen weitergeben
Vorbildfunktion übernehmen	Der Chef nimmt eine Sonderstellung für sich in Anspruch, hält selber die Standards nicht ein
Nachfragen	Unreflektiert kritisieren, Pauschalkritik
Konkret loben und kritisieren	Oberflächlich oder gar nicht loben
Authentisch bleiben	Sich verstellen

7.2.2 Empathie

Selbstverständlich ist Empathie eine grundlegende Voraussetzung im Rahmen der Führungskommunikation. Als Vorgesetzter sollte man sich in die Situation des Geführten hineinversetzen können, genauso wie es die Aufgabe des Tierarztes ist, die Tierhalter zu verstehen. Es braucht zum einen den Blick für die Situation und zum anderen den Blick für den Einzelnen in der Situation. Vorgesetzte, vor allem wenn es sich gleichzeitig um den Inhaber handelt, nehmen manchmal einen grundlegend anderen Blickwinkel zu der jeweiligen Situation ein, als dies die Mitarbeiter tun. Eigentlich eine Binsenweisheit, aber im Zusammenhang mit der Bedeutung der Empathie in der Führungskommunikation von besonderer Relevanz. Gerade daraus ergibt sich die Aufgabe der mitarbeiterorientierten Führung, die zumindest im Kopf behält, was für die Mitarbeiter wichtig ist.

> **Übung**
>
> Versetzen Sie sich immer wieder einmal in die Situation der Mitarbeiter oder Kollegen, die Sie führen, hinein. Wie haben Sie sich gefühlt, als Sie in dieser Situation waren? Was war Ihnen damals wichtig?

7.2.3 Du-Sätze und andere Killerphrasen

Bei sogenannten »Du-Sätzen«, also Formulierungen, die z. B. mit »Du bist« oder »Du hast« beginnen, ist die Wahrscheinlichkeit einer emotionalen Eskalation eher hoch anzusehen, da sie immer eine Anklage beinhalten. Diese Anklagehaltung lässt sich durch die Verwendung sogenannter »Ich-Botschaften« umgehen.

Richtig formulierte Ich-Botschaften funktionieren folgendermaßen:

☺ »Ich habe mich gestern geärgert, weil …«

Anstatt:

☹ »Du hast gestern …«

Wenn ein Du-Satz dann noch eine Pauschalisierung wie »immer« oder »nie« enthält, steigt die Eskalationswahrscheinlichkeit um ein Vielfaches. So gesehen ist es ratsam, solche Formulierungen inbesondere im Zusammenhang mit Kritik zu vermeiden. Vor allem wenn die Kritik auf die ganze Gruppe übertragen wird:

☹ »Immer machst du den gleichen Fehler.«

☹ »Nie macht ihr irgendwas richtig.«

Richtig ist hingegen, in beiden Fällen den Fehler eigenständig als Fehler hervorzuheben und an die betroffene Person zu adressieren:

☺ »Mir ist aufgefallen, dass dieser Fehler bereits häufiger aufgetreten ist. Hast du den Ablauf noch nicht richtig verstanden?«

☺ »Ich habe mich gestern geärgert, weil nicht alles richtig gemacht wurde. Das sollten wir im Einzelnen noch besprechen, damit wir solche Dinge in Zukunft vermeiden können.«

☺ »Du hast das so nicht richtig gemacht. Brauchst du hier noch Unterstüzung?«

7.2.4 Das Teufelskreismodell in der Führung

Hin und wieder lässt sich beobachten, dass Mitarbeiter aufgrund einiger Fehler in eine Schublade gesteckt werden, aus der sie dann auch nicht mehr herauskommen, obgleich sie in vielen Fällen nicht diesem rein negativen Bild entsprechen. Auch hier kommt häufig die Fehlerlupe im Sinne der selektiven Wahrnehmung zum Einsatz, indem der Vorgesetzte zunehmend nur noch Fehler bei dem Betroffenen sieht. Die Betroffenen hingegen beginnen, unter dem zunehmenden Druck der ständigen Beobachtung mehr Fehler zu machen, sodass sich der Vorgesetzte am Ende in seiner Sichtweise bestätigt fühlt. Dieser Kreislauf, den man auch als »**Teufelskreismodell**« (Abb. 7-1) bezeichnet, ist in der Praxis immer wieder vorzufinden.

> **Definition**
> Das Teufelskreismodell besagt Folgendes: Der Chef kritisiert die Mitarbeiter, weil sie so viele Fehler machen. Die Mitarbeiter machen so viele Fehler, weil der Chef so viel kritisiert.

> **Übung**
> Gibt es in Ihrem Alltag einen Mitarbeiter, auf den dieser Aspekt zutrifft? Versuchen Sie die positiven Seiten des Mitarbeiters einmal aufzuschreiben.

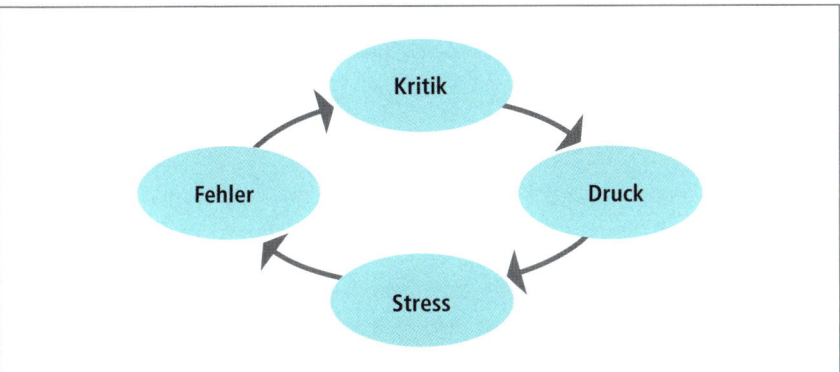

Abb. 7-1 Der Teufelskreis von Kritik, Druck, Stress und Fehlern

7.2.5 Bei-sich-Bleiben

Das bereits in Kapitel 3.7 beschriebene Bei-sich-Bleiben ist auch wenn es um Führung geht eine der Grundvoraussetzungen. Dem Vorgesetzten kommt dabei gerade in kritischen Kommunikationssituationen die zwingende Aufgabe zu, die Sachebene nicht zu verlassen. Hier verbirgt sich auch eine weitere typische Falle, die in der alltäglichen Praxis immer wieder zu beobachten ist, wenn Persönliches sich mit der Arbeitssituation vermischt. Mitarbeiter bemerken sehr schnell, wenn die Führungsperson »mal wieder« schlechte Laune in den Berufsalltag mitbringt. Wenn sich diese Laune mit einer Kritiksituation verbindet, wird dies verständlicherweise als ungerecht empfunden.

7.2.6 Vertrauen und Berechenbarkeit

Vorgesetzte sollten in ihrem Verhalten berechenbar und verlässlich sein. Reaktionen zu einem bestimmten Mitarbeiterverhalten sollten einem erkennbaren Muster folgen und für den Mitarbeiter dadurch verwertbar und nachvollziehbar sein. Das Gegenteil wäre Willkür. Dieses Vorgehen bildet die Basis des Vertrauens, das in einen Prozess mündet, wie Abb. 7-2 zeigt. Dabei sollte der Vorgesetzte

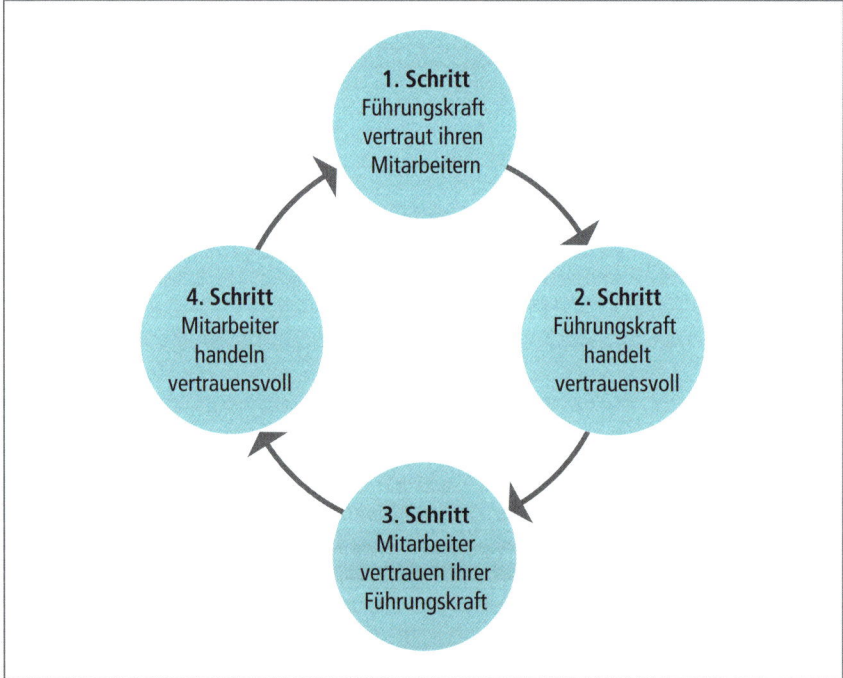

Abb. 7-2 Der Prozesskreis der Vertrauensbildung

7.2 Der richtige Stil und Fallen in der Führung

mit einem Vertrauensvorschuss in das Arbeitsverhältnis einsteigen. Selbstverständlich gilt diese Regel auch in umgekehrter Richtung.

»Vertrauen ist gut, Kontrolle ist besser« sagt der Volksmund, und hat damit nicht ganz unrecht. Keine Führung ohne Kontrolle. Vertrauen und Kontrolle schließen sich nicht aus, auch wenn es auf den ersten Blick so scheint. Letztlich stellt das Kontrollieren von Aufgaben mit einem entsprechenden und angemessenen Feedback für den Mitarbeiter einen wichtigen Baustein dar, der auf beiden Seiten überhaupt erst Vertrauen ermöglicht. Über das Kontrollieren von Aufgaben gewinnt der Führende die notwendige Sicherheit, weitere Verantwortung zu übertragen, und der Mitarbeiter die notwendige Sicherheit im Umgang mit bestehenden Grenzen. Liegt die Grundmotivation der Kontrolle, vor allem einer dauerhaften Kontrolle, jedoch im Misstrauen aufseiten des Führenden, so wird er auch aufseiten des Mitarbeiters dauerhaft nur Misstrauen hervorrufen. Voraussetzung für das Gelingen dieses Prozesses ist vor allem eine angemessene Kommunikation. Eine faire Kontrolle sollte deshalb fünf Eigenschaften vereinen (OSKAR):
- Sie sollte **o**ffen durchgeführt werden.
- Sie sollte **s**achlich bleiben.
- Sie sollte **k**onkret sein.
- Sie sollte **a**bgesprochen bzw. **a**ngekündigt werden.
- Und sie sollte **r**echtzeitig stattfinden.

 Vertrauen schafft Vertrauen – Misstrauen schafft Misstrauen.

7.2.7 Generationenfalle

Wenn Ältere Jüngere führen, was nicht selten vorkommt, dann besteht immer die Gefahr des Vergleichens. Der Vorgesetzte vergleicht seine Situation von früher mit der von heute und versucht sie auf den Geführten zu übertragen. Im Stile von: »Wir haben früher fünfzehn Stunden am Tag gearbeitet.«

Nicht umsonst findet auch in der Tiermedizin eine intensive Diskussion über die sogenannte »Generation Y« (Geburtsjahrgänge ca. 1975 bis 1998) statt. Das Fazit dieser Diskussion hat auch im Kontext der Führungskommunikation eine gewisse Relevanz. Denn die Einsicht, dass unterschiedliche Generationen aufgrund unterschiedlicher Prägungen zu sehr unterschiedlichen Betrachtungen ihres Lebens und damit auch ihres Arbeitslebens kommen müssen, spielt eine zentrale Rolle für jede generationenübergreifende Kommunikation. Daraus ergibt sich die Sinnlosigkeit bestimmter Vergleiche, da es z. B. die heutige Generation von Assistenten mit grundlegend anderen Voraussetzungen zu tun hat, als sie die Tiermedizin ihnen noch vor zehn Jahren geboten hätte.

Deshalb bewirken Sätze die mit »Wir haben früher« beginnen, oder dies zwischen den Zeilen mitschwingen lassen, letztlich das Gegenteil von dem, was der

Tab. 7-3 Traditionelle vs. Moderne Führung

Traditionell	Modern
Aufgabenbezogen	Personenbezogen
Strukturiert	Situativ
Hierarchisch	Individuell

Sender eigentlich damit bewirken will. Sie erzeugen Unverständnis und Widerstand, weil für den Empfänger die mangelnde Empathie deutlich erkennbar ist.

So brauchen jüngere Generationen in jedem Fall einen anderen, manchmal diametral anderen Führungsstil, als ihn etwa der Inhaber in seiner eigenen Assistentenzeit erlebt hat, wie Tab. 7-3 beispielhaft darstellt.

7.2.8 Von sich auf andere schließen

Eine sehr häufige Falle, in die Führende geraten, ist die, dass der Führende in Bezug auf bestimmte Eigenschaften oder Qualitäten von sich auf andere schließt. Oft wird dabei die Notwendigkeit des Besitzes dieser Eigenschaften auf den jeweiligen Betroffenen übertragen. Letztlich spielt in diesem Zusammenhang auch das Thema Selbstverständlichkeit eine gewisse Rolle, da man wie selbstverständlich voraussetzt, dass alle anderen »genauso gut funktionieren müssen« wie man selbst:

☹ »Warum macht er es nicht einfach so.«

☹ »Also ich würde …«

☹ »Bei mir ging das viel schneller.«

Das sind beispielhafte Formulierungen, die eine derartige Denkweise zum Ausdruck bringen. Diese Denkweise vergisst die Möglichkeit, dass andere sich grundlegend unterscheiden können. Vor allem werden dadurch häufig andere Qualitäten, die der Kritisierte besitzt, ignoriert.

Diese Art der Kommunikation löst beim Gegenüber zumeist das Gefühl des Nichtverstandenwerdens aus, was in der Führungskommunikation von Nachteil ist, da auch hier das mangelnde empathische Verständnis erkennbar wird. Dieses ist aber elementar für jede erfolgreiche Führung.

7.2.9 Klarheit

Unklare Anweisungen sind die hauptsächliche Ursache für falsch oder unvollständig ausgeführte Arbeitsschritte. Dies führt im Berufsalltag verständlicherweise häufig zu Unzufriedenheit auf beiden Seiten. Deshalb ist es wichtig, Anweisungen und Aufträge so klar wie möglich zu formulieren. Hier liegt wie immer die Verantwortung beim Sender. In einzelnen Situationen kann es hilfreich sein, sich den Auftrag noch einmal zusammenfassen zu lassen. Voraussetzung ist, dass der Führende sich im Vorfeld darüber klar wird, was er tatsächlich von dem jeweiligen Auftrag erwartet, und diesen dann auch dementsprechend formuliert.

7.2.10 Rückhalt

Mitarbeiter wünschen sich Rückhalt. Damit sind vor allem Situationen gemeint, in denen es zu Beschwerden seitens der Kunden kommt. In solchen Fällen ist, zugunsten aller, ein differenzierter Umgang mit der jeweiligen Situation angebracht. Wer war der Verursacher der Beschwerde? Was ist die Ursache der Beschwerde?

Daraus ergibt sich die Notwendigkeit, dem Mitarbeiter zumindest die Chance zu geben, sich zu dem Sachverhalt zu äußern, bevor konkrete Kritik an ihm geäußert wird. Mitarbeiter wollen in den meisten Fällen auch ihre Sicht der Dinge darstellen, um eine differenzierte Gesamtsicht auf den vorliegenden Fall zu ermöglichen. Darüber hinaus wünschen sie sich auch eine diesbezügliche Kommunikation gegenüber dem Kunden:

☺ »Selbstverständlich verstehe ich Ihren Unmut. Ich werde das mit dem Mitarbeiter besprechen und komme dann wieder auf Sie zu.«

Mitarbeiter wünschen sich von ihren Vorgesetzten eine Haltung, die zumindest im ersten Moment die Möglichkeit einräumt, dass der Mitarbeiter sich korrekt verhalten haben könnte, und dass lediglich ein Missverständnis vorliegt.

7.2.11 Erwartungen formulieren

Ein guter Führungsstil zeichnet sich auch durch die Auseinandersetzung mit den vielen verschiedenen Erwartungen aus. Diese können in sehr vielen verschiedenen Formen auftreten und unterscheiden sich mitunter deutlich, je nachdem ob man den Führenden oder den Geführten fragt. Die meisten Missverständnisse zwischen Sender und Empfänger in einer Führungssituation entstehen, wenn Erwartungen entweder nicht reflektiert oder gar nicht erst ausgesprochen werden. Folgende Formulierungen sind dafür beispielhaft:

☺ »Ich dachte, ich sollte …«

☺ »Ich dachte, du willst, dass ich …«

☺ »Ich bin davon ausgegangen, dass …«

☺ »Ich hätte erwartet, dass …«

Hier gehen beide Seiten von z. T. völlig unterschiedlichen Voraussetzungen aus – der fruchtbarste Boden für Missverständnisse, die nicht selten zu Enttäuschungen, Verletzungen oder dauerhafter Missstimmung führen. Die Ausbildung ist ein Beispiel für eine Zusammenarbeit, die außerordentlich stark von Erwartungen geprägt ist. Deshalb ist ihr das Kapitel 7.3.7 gewidmet.

Um der Bedeutung von gegenseitigen Erwartungen gerecht zu werden, besteht die vorrangige Aufgabe darin, sich über deren Inhalt klarzuwerden und sie der betreffenden Person gegenüber unmissverständlich zu formulieren. Und zwar vorab und nicht erst, wenn es eigentlich schon zu spät ist. Wenn alle Beteiligten von den jeweiligen Erwartungen wissen, kann man sich im Nachhinein auch darauf berufen, ohne dass es zu Konflikten kommen muss.

In der Ausbildung spielen dabei vor allem folgende Fragen eine zentrale Rolle: Welches Wissen sollte wann und auf welche Weise vermittelt werden? Diese vorab und laufend zu klären, ist essenziell für den erfolgreichen Verlauf und den beiderseitigen Profit der Ausbildung.

Der Umgang mit Fehlern ist ein weiterer ständiger Aspekt im Rahmen von Führungssituationen. Auch hier geht es letztlich häufig darum, dass Erwartungen bzw. Aufgabenstellungen nicht klar genug geäußert wurden. Darüber hinaus ist es ratsam, Fehler, die erkannt wurden, wie etwa das Versäumnis, eigentlich selbstverständliche Standards oder Prozesse einzuhalten, für die Zukunft als Erwartung zu formulieren:

☺ »Ich hätte erwartet, dass dir der Standard bekannt ist.«

☺ »Ich würde mir wünschen, dass du dich in Zukunft an diesen Standard hältst.«

☺ »Meine Erwartung wäre gewesen, dass du das bereits gelernt hast.«

Oder man nutzt die Situation, um bestimmte Erwartungen in einem Vier-Augen-Gespräch noch einmal gemeinsam zu definieren. Dieses Vorgehen verspricht eine konstruktive Lösung etwaiger Defizite:

☺ »Meine Erwartung war, dass du diese Laboruntersuchung schon eigenständig durchführen kannst.«

7.2 Der richtige Stil und Fallen in der Führung

Auf die Ausbildung, die Weiterbildung sowie die Führungs- und Vorbildsfunktion wird im Folgenden noch einmal konkreter Bezug genommen.

Ausbildung

Hier sollten die unterschiedlichen Erwartungen bezüglich Hol- und Bringschuld vorab definiert werden. Wie viel Engagement wird erwartet? Z. B. was die Nachbearbeitung oder Vorbereitung von bestimmten Ausbildungsinhalten betrifft. Wie viel Engagement und Bereitschaft zur Ausbildung erwartet der Ausbilder? Gibt es spezielle Schulungen? Gibt es einen definierten Ausbildungsplan mit konkreten, schriftlich niedergelegten Inhalten?

Weiterbildung

Mit der Weiterbildung, also der externen Ausbildung in Seminaren oder Tagungen, verhält es sich ähnlich wie mit der Ausbildung. Auch hier kann es auf beiden Seiten zu sehr unterschiedlichen Erwartungen kommen, vor allem was die Übernahme von Kosten angeht. Gerade wenn der Mitarbeiter schon Erfahrungen mit anderen Arbeitgebern hat, die mit diesem Thema grundlegend anders verfahren sind. Deshalb sollten folgende Punkte gezielt angesprochen werden:
- Wie viel externe Fortbildungen werden gewünscht oder erwartet?
- Welche Fortbildungen sollen es sein?
- Passen diese zur bestehenden Praxisstruktur?
- Können Fortbildungen zu Themenfeldern besucht werden, die bisher in der Praxis nicht besetzt sind?
- Welche Kosten können übernommen werden?
- In welchem Zeitraum sollen die Fortbildungen angegangen und abgearbeitet werden?

Es empfiehlt sich, diese Themen in den Mitarbeitergesprächen immer wieder anzusprechen, im Rahmen einer Zielvereinbarung festzulegen und so eine gemeinsame Entwicklung ins Auge zu fassen.

Führungs- und Vorbildsfunktion

Wird ein Teammitglied in eine leitende Funktion gehoben, sei es zum Ersthelfer oder sei es zum Oberarzt, entstehen beim Chef sowie beim Beförderten zwangsläufig und binnen Kurzem z. T. deutlich voneinander abweichende Erwartungen. Nicht selten gehen Inhaber nach der Beförderung davon aus, dass die für die Stelle erforderlichen Fähigkeiten quasi ad hoc erworben werden:

☹ »In dieser Situation hätte ich mir von Ihnen mehr erwartet.«

Dass diese Entwicklung aber Zeit braucht und dass man in diese Rolle erst reinwachsen muss, sollte bei der Beförderung unbedingt bedacht werden. Die einfachste Lösung dafür ist, in einem Gespräch die jeweiligen Erwartungen zu besprechen, zu definieren und zu koordinieren:
- Wie soll geführt werden?
- Wie viel Unterstützung kann in welchen Situationen vorausgesetzt werden?
- Welche Form der Unterstützung ist eventuell nötig?
- Welche konkreten Probleme sind aufgetreten?
- Gibt es Standards, Leitlinien oder Vorgaben, die zu beachten bzw. einzuhalten sind?

7.3 Führungssituationen

Die Kunden messen eine Praxis oder Klinik oft auch an deren Umgang mit Beschwerden. Ähnliches gilt auch für die Mitarbeiter. Der Umgang mit Beschwerden oder Fehlern ist eines der Felder, an denen wahre Führungsqualität sich offenbart. Hier entscheidet sich zu einem großen Teil, wie Sie von Ihren Mitarbeitern und Kollegen wahrgenommen werden, und wie Ihre Mitarbeiter sich von Ihnen behandelt fühlen.

Dies wird vor allem auch daran festgemacht, wie viele Fehler die Führungskraft selbst macht, und wie sie anschließend damit umgeht. Steht sie zu Ihren Fehlern, oder werden andere Schuldige gesucht?

7.3.1 Vorbildfunktion

Die Vorbildfunktion der Führungskraft hat einen enormen Einfluss auf das Verhalten der Mitarbeiter. Schon Albert Schweitzer sprach davon, dass es nicht die wichtigste Art sei, wie man andere beeinflusst, sondern gar die einzige. Deswegen ist ein schlechtes Vorbild kaum durch Kommunikation wieder auszugleichen. Denn hier wirken die Gesetze der nonverbalen Kommunikation in ihrer ganzen Kraft. Führungspersonal wird stets am eigenen Verhalten gemessen und beurteilt. Ist der Inhaber der Praxis beispielsweise nachlässig mit seiner Dokumentation, wird er diese Nachlässigkeit auch bei seinen Assistenten erleben.

Dieser Aspekt wird aber erst in Situationen wirklich relevant, in denen Führungskräfte Mitarbeiter für ihre Fehler kritisieren. Wird sachlich kritisiert, in einem persönlichen Gespräch? Oder wird der Mitarbeiter impulsiv und öffentlichkeitswirksam zurechtgewiesen?

7.3.2 Verhältnismäßigkeit

Wichtig hierbei ist aus Sicht der Mitarbeiter vor allem, in welches Verhältnis der Fehler zum Gesamtverhalten oder der gesamten Leistung des jeweiligen Mitarbeiters gestellt wird. Nicht selten haben Vorgesetzte eine sogenannte Fehlerlupe in der Hand, die einen bestehenden Fehler überstark gegenüber dem zumeist viel größeren Anteil an positiver Leistung hervorhebt. Dies ruft immer einen kräftigen Widerstand hervor, der auf einem Ungerechtigkeitsgefühl basiert. Wenn z. B. nach einem anstrengenden Arbeitstag, an dem viele Tiere erfolgreich behandelt wurden, der Vorgesetzte die Unvollständigkeit eines Karteieintrages übermäßig kritisiert oder gar einen Pauschalvorwurf daraus macht, dann fühlen sich die Mitarbeiter nachvollziehbarerweise ungerecht behandelt. Die Verhältnismäßigkeit muss also in jedem Fall gewahrt werden.

7.3.3 Nachfragen

Eine häufig im tiermedizinischen Alltag zu beobachtende Kommunikationsfalle im Umgang mit Fehlern ist das mangelnde Nachfragen. Damit ist gemeint, dass »der Erstbeste« für einen Fehler heftig kritisiert wird, ohne dass er für diesen verantwortlich wäre. Auch dieses im Alltag nicht ganz untypische Verhalten ruft ein massives Ungerechtigkeitsgefühl hervor. Besser ist es, sich, bevor man jemanden kritisiert, davon zu überzeugen, dass derjenige auch der »Richtige« ist.

> [!] Insgesamt ist der richtige Umgang mit Fehlern entscheidend für die Gesamtbeurteilung des Führenden durch seine Mitarbeiter. Deshalb sollte hierauf in der Praxis ein großes Augenmerk gelegt werden.

7.3.4 Feedback

Keine Führung ohne Feedback (Tab. 7-4). In der Praxis ist jeder Tierarzt auch Führungskraft, selbst wenn er nicht Inhaber der Praxis ist. Er muss Kollegen führen, oder aber tiermedizinische Fachangestellte, die ihn im Alltag unterstützen. Lob und Kritik sind hier als Führungs- und Steuerungsinstrumente unverzichtbar, um Stärken und Schwächen im Alltag sichtbar zu machen und einen sinnvollen Umgang mit Fehlern zu gewährleisten. Dies ist keine Frage des »Ob«, sondern eine Frage des »Wie«, die sich sowohl für den Umgang mit Lob als auch für den Umgang mit Kritik stellt.

7.3.5 Lob

In der Tiermedizin, wie auch andernorts, ist das Motto »Nicht geschimpft ist schon gelobt« keine Unbekannte. Aber konkretes Lob, im Sinne eines sinnvollen

Tab. 7-4 Feedbackregeln

Richtig	Falsch
Konstruktiv, konkret, zeitnah	Wertende, verallgemeinernde Aussagen
Empathisch	Perspektive des Mitarbeiters übergehen
Konkrete Beobachtungen ansprechen	Persönliche Angriffe
Konkrete Fehler ansprechen	Sich auf Aussagen von Dritten beziehen
Unterstützend und wertschätzend	Vorwürfe und Anklagen, unangemessene Maßstäbe ansetzen
Konkrete Pläne für Veränderungen und erneutes Feedback	Sich nur auf mündliche Aussagen beschränken

Feedbacks mit konkretem Bezug, ist unverzichtbar bei der Führung von Mitarbeitern. Ebenso wie der sinnvolle Umgang mit Kritik. In der Praxis wird jedoch selten ein konkretes Feedback gegeben, sodass der Kollege oder Mitarbeiter seine eigene Leistung tatsächlich auch einschätzen und einen Gewinn daraus ziehen kann. Oft wird, wenn überhaupt, ein saloppes »Gut gemacht« in den Raum gestellt. Was damit aber genau gemeint ist, wird offen gelassen.

Sinnvoller ist es hingegen, den Betroffenen direkt und zeitnah anzusprechen und das Gemeinte auch zu erläutern, indem man auf die konkrete Situation Bezug nimmt und die positiven Aspekte hervorhebt. Lob braucht immer einen konkreten Inhalt, der für den Gelobten auch nachvollziehbar ist. Idealerweise wird das Lob zusätzlich mit einer Begründung versehen:

☺ »Es war klasse, wie gestern alle mitgearbeitet haben. Kein Patient musste lange warten.«

Es hängt dabei vom Anlass und der jeweiligen Arbeitssituation ab, ob dies in der Öffentlichkeit oder aber in einem persönlichen Gespräch stattfindet. Wird z. B. ein interner Standard in besonderem Maße gut ausgeführt, könnte dies als Beispiel für alle hervorgehoben werden.

 Auch Lob braucht einen konkreten Bezug – und vor allem Inhalt.

7.3.6 Kritik

Das Äußern von Kritik ist in allen Situationen des Lebens eine besondere Aufgabe. Das gilt natürlich auch für den Berufsalltag eines Tierarztes.

7.3 Führungssituationen

Nichtsdestotrotz wird dem Umgang mit Kritik viel zu wenig Aufmerksamkeit gewidmet. Die Folge davon sind die bereits beschriebenen Auswirkungen, die noch lange nachhallen. Natürlich ist Kritik als Führungsinstrument genauso unabdingbar für die berufliche Entwicklung des jeweils Betroffenen wie für die Entwicklung der gesamten Praxis. Ohne Feedback kein Fortschritt. Häufig wird Kritik im Alltag aber situativ, unreflektiert, emotional und impulsiv geäußert. Dabei ist das »Wie« gerade hier absolut ausschlaggebend.

Einige einfach umzusetzende Regeln können helfen, den Einsatz von Kritik in etwas Sinnvolles für alle Beteiligten zu verwandeln. Zu allererst gilt: »Der Ton macht die Musik«. Wie in Kapitel 1.4 gezeigt, kommt es dabei vor allem auf die Einstellung an. Deswegen sollte man sich einen angemessen Zeitpunkt aussuchen, der etwas Abstand zur hervorrufenden Begebenheit aufweist. Die unmittelbare Emotionalität erschwert es ansonsten, das Gespräch in einem ruhigen, sachlichen Ton zu führen, der sich für beide Seiten im Nachhinein stets als produktiver herausstellen wird. Darüber hinaus ist die akute Situation meist nicht angemessen, da in den meisten Fällen zumindest Teile des Teams anwesend sind. Insofern spielen Zeit und Ort eine wichtige Rolle, wenn kritisches Feedback gelingen soll. In den meisten Fällen ist es ratsam, die Situation erst einmal abkühlen zu lassen und die Kritik zu einem späteren Zeitpunkt vorzubringen. Ratsam ist es zudem, mehrere Kritikpunkte zu sammeln, die im Alltag aufgefallen sind, um sie dann in einem ruhigen Gespräch gemeinsam zu besprechen, vor allem mit dem Ziel, die Gründe herauszufinden, warum die jeweiligen Fehler passiert sind. Ideal ist es, wenn gleichzeitig positive Aspekte Erwähnung finden. Dann erst handelt es sich um ein komplettes Feedbackgespräch, das diesen Namen auch verdient. Manchmal ist es jedoch in bestimmten Alltagssituationen auch möglich und ratsam, konkrete Fehler direkt anzusprechen, damit sie im weiteren Verlauf des Tages nicht wieder vorkommen. Inhalt und Ton der Kritik sollte selbstverständlich in jeder Variante auf der sachlichen Ebene verbleiben. Um dies sicherzustellen, ist es hilfreich, sich vorher genau zu überlegen, welche Punkte angesprochen werden sollen und welche Konsequenz bzw. Lösung oder Hilfestellung für den Kritisierten angebracht ist. Derjenige, der die Kritik vorbringt, sollte dies auch an Beispielen deutlich machen können. Darüber hinaus sollte er wissen, dass derjenige, den er kritisieren will, auch tatsächlich der richtige Adressat für die jeweilige Kritik ist. Eine besondere Schwierigkeit ergibt sich, wenn man sich auf die Aussage von Dritten bezieht. Insbesondere in diesen Fällen ist es wichtig, zuerst die Sichtweise des Betroffenen einzuholen, bevor die Kritik geäußert wird.

Der mit diesem Vorgehen verbundene Aufwand macht zuweilen einige Mühe und wird deswegen im Praxisalltag immer wieder vernachlässigt. Aber die Mühe lohnt sich, denn insgesamt ist der Erfolg einer Führungskraft vor allem vom richtigen Umgang mit Kritik abhängig (Tab. 7-5).

Tab. 7-5 Kritik

Richtig	Falsch
Ruhig	Impulsiv
Lösungsorientiert	Emotionsorientiert
Sachlich	Unsachlich, auf persönlicher Ebene
Unter vier Augen	Öffentlichkeitswirksam
»Ich-Botschaften«	»Du-Vorwürfe«
Den Richtigen ermitteln	Den Erstbesten oder pauschal das ganze Team kritisieren
Reflektiert	Unüberlegt
Dem Fehler angemessen	Kumulative Entladung
Situationsbezogen	Aus einer persönlichen Laune heraus

7.3.7 Ausbildung

Gerade in der Ausbildung findet auf eine ganz natürliche Art und Weise Führung statt. Der Ausbilder führt den Auszubildenden oder Assistenten durch die Ausbildung, allein dadurch, dass er die relevanten Themenfelder vorgibt.

Da die Qualität der Ausbildung heutzutage als enorm wichtig wahrgenommen wird, wird sie auch in einem besonderen Maße als ein Teil der Führungsqualität verstanden.

Ausbilden heißt im tiermedizinischen Alltag nichts anderes als dem Auszubildenden alle für den Berufsalltag wichtigen Aspekte näherzubringen, die entweder mit medizinischen Inhalten oder aber rein organisatorischen Dingen zu tun haben. Das alles findet rein auf der kommunikativen Ebene statt.

Drei Aspekte stehen dabei wiederum für den Auszubildenden, ob es sich nun um einen angehenden Tierarzt oder um eine Tiermedizinische Fachangestellte handelt, im Fokus: Qualität, Quantität und Zeit. Die Qualität wird hier vor allem über die Kommunikation auf der Selbstkundgabeebene und der Beziehungsebene wahrgenommen. Unter anderem diese Fragen sind für den Auszubildenden von Bedeutung:
- Wie steht der Ausbilder zu mir?
- Welches Gefühl habe ich, während der Ausbilder mir etwas erklärt?
- Führt er sich z. B. als jemand besseres auf?

Eine Falle, die sich hier verbergen kann, ist die Selbstverständlichkeit in Bezug auf medizinische Inhalte. Aufgrund der größeren Erfahrung und dem damit verbundenen Wissen kann es auch in der Ausbildungssituation dazu kommen, dass

7.3 Führungssituationen

der Ausbilder bestimmte Inhalte als selbstverständlich voraussetzt. Die Gefahr besteht dabei darin, dass ihm dies auf der Selbstkundgabeebene als Arroganz ausgelegt werden könnte. Arroganz führt immer zu Ablehnung und Widerstand und damit zu einem gestörten Ausbildungs- und Führungsverhältnis, was wiederum Auswirkungen auf die Appelebene haben kann.

Man benötigt Klarheit und Geduld im Umgang mit den Auszubildenden, ob nun Assistenztierarzt oder TFA. Im Alltag steht häufig wenig Zeit für die Ausbildung zur Verfügung, da die Bewältigung der anfallenden Aufgaben zumeist im Vordergrund steht. Darunter leidet entweder die Quantitätskomponente, indem inhaltlich zu wenig erklärt wird, oder aber die Zeitkomponente, indem sich die Ausbildungszeit für den Ausbilder zu lange hinzieht. Der Ausbilder kann in der Folge eine gewisse Ungeduld an den Tag legen, die demotivierend auf den Auszubildenden wirken kann. Dies führt zu nachvollziehbarer Frustration auf beiden Seiten.

Ein weiterer Konflikt, der in der Ausbildung auftreten kann, basiert auf einem Missverhältnis von Holschuld und Bringschuld, das letztlich auf beiden Seiten liegen kann. Wann schuldet der Führende Ausbildung und wann schuldet er schlichtweg Information? Oder aber: Wie wird überhaupt das Verhältnis in der Ausbildung definiert? Hierbei geht es vor allem um Erwartungen, die in den meisten Fällen nicht geäußert werden, die aber auf beiden Seiten bestehen. Der Auszubildende hat eine bestimmte Erwartung an die Intensität der Ausbildung durch den zuständigen Ausbilder – dieser hat somit eine Bringschuld. Der Ausbildende könnte gleichzeitig eine Erwartungshaltung im Sinne einer Holschuld haben: Erwartet wird, dass sich der Auszubildende stets an den Ausbilder wendet, Ausbildungssituationen einfordert und viel fragt. Nicht selten wird hier stillschweigend sehr viel Engagement erwartet.

Im Alltag macht sich dieses Missverhältnis am deutlichsten im Notdienst bemerkbar, wenn der diensthabende Tierarzt von seinem erfahreneren Kollegen lediglich eine unterstützende Information wünscht, die ihn in der akuten Lage schnell zu einer Lösung führt, dieser die Situation aber als Ausbildungsmoment erachtet und erst einmal das Wissen zu dem betreffenden Fall abfragt.

Des Weiteren kann sich dieses Verhältnis auch sehr grundlegend in der Einstellung manifestieren, wie die Ausbildung grundsätzlich strukturiert sein sollte. Wer hat die Aufgabe, die Ausbildungssituation überhaupt herzustellen? Der Assistent oder doch der ausbildende Tierarzt? Inwieweit kommt dem Assistenten eine Holschuld in Bezug auf den eigenen Erwerb von Wissen zu? Generell kann man sich im Kontext der Ausbildung noch zahlreiche weitere derartige Fragen vorstellen. Diese wenigen genannten Fragen sollen deshalb lediglich Denkanstöße liefern – und herausstreichen, dass auch die Ausbildung nichts anderes ist, als eine Sache der Kommunikation.

Dies lässt sich mit folgender Praxiserfahrung noch einmal deutlich belegen. Nicht selten reduziert sich die Ausbildung aufgrund von vermeintlichem Zeitmangel der auszubildenden Mitarbeiter auf bloßes Anordnen und Delegieren von Einzeltätigkeiten: »Tu dies«, »Mach das«. Nicht selten wird auch auf das bewährte »learning by doing« als zwischenzeitliche Einarbeitungsstrategie gesetzt. Als dauerhaftes Ausbildungskonzept werden diese Vorgehensweisen jedoch auf lange Sicht eher als demotivierend erlebt. Um langfristig motiviert zu sein, ist es wichtig, Erklärungen und Erläuterungen zu den jeweiligen Aufgaben zu erhalten, die erledigt oder erlernt werden sollen. Warum machen wir das? Warum machen wir es auf diese Weise? Warum machen wir es auf genau diese Weise, in dieser Praxis?

Um die Zeitdiskussion vorwegzunehmen: Lediglich auf den ersten Blick handelt es sich um eine Investition von Zeit, die subjektiv betrachtet häufig im Alltag nicht da zu sein scheint. Langfristig jedoch zahlt sich diese positiv aus. Zuallererst natürlich im Hinblick auf die Motivation der Kollegen und Mitarbeiter. Aber sie hat ebenso einen strukturierenden Effekt auf die Abläufe und Einzeltätigkeiten in der Praxis. Wenn Mitarbeiter verstehen, warum eine bestimmte Vorgehensweise in der Praxis üblich ist, wird das dazugehörige Wissen wesentlich intensiver, aber vor allem auch schneller aufgenommen.

Als Führungsinstrument sind Erklärungen dadurch im Hinblick auf die Ausbildung und Einarbeitung unverzichtbar, auch wenn sie auf den ersten Blick zeitaufwendig erscheinen. Darüber hinaus lässt sich im Rahmen der Erklärung der jeweiligen Tätigkeiten z. B. auch die Vermittlung der Praxisphilosophie optimal in den normalen Alltag integrieren.

7.3.8 Führen von Kollegen

Relativ häufig kommt es in der Praxis vor, dass man vom Kollegen zur Führungskraft eines Teams aufsteigt. Daraus ergeben sich besondere Aufgabenstellungen, denen sich dieser Abschnitt widmet.

Die Beförderung zur Führungskraft stellt für den Beförderten mitunter eine unerwartet große Herausforderung dar. Gestern noch Kollege unter Kollegen, muss die junge Führungskraft heute schon in einer neuen Rolle überzeugen. Das bedeutet nicht selten einen Kampf an zwei Fronten: Die ehemaligen Kollegen können mit Vorbehalten reagieren, und auch dem Vorgesetzten, der zumeist der Inhaber ist, müssen die Führungsqualitäten erst noch bewiesen werden. Damit es gelingt, von Anfang an in der neuen Rolle als Führungskraft sowohl die Kollegen als auch den Vorgesetzten zu überzeugen, ist es wichtig, bestimmte Regeln zu beachten und typische Fehler zu vermeiden. Denn eines ist sicher: Fehler, die zu Beginn gemacht werden, sind schwer wieder auszugleichen.

»Sandwichposition«

Im Spannungsfeld zwischen Kollegen, die jetzt plötzlich »Untergebene« sind, und dem Praxisinhaber wird man sehr genau beobachtet. Speziell in der Anfangsphase kann jede Handlung entscheidend sein für die Akzeptanz und das weitere Klima zwischen den Parteien, indem z. B. ein verändertes Verhalten an den Tag gelegt wird, das die Kollegen nur schwer einschätzen können. Und selbstredend ergeben sich aus der Teamleitungsfunktion andere Verpflichtungen und Verantwortlichkeiten auch gegenüber dem Inhaber. Man findet sich in der sogenannten »Sandwichposition« wieder – man steckt zwischen den berechtigten Ansprüchen beider Seiten und muss einen Weg finden, diese auszubalancieren und zu erfüllen.

Klare Vorstellungen

Als Führungskraft ist es von eminenter Bedeutung, eine eindeutige Vorstellung davon zu haben, wo die Grenzen seines Aufgabenfeldes liegen. Es ist wichtig, Grenzen festzulegen und dazu auch Stellung zu beziehen. Dazu braucht man die Unterstützung des Inhabers, mit dem gemeinsam man diese Grenzen definieren sollte. Häufig werden unerfahrene Führungskräfte in dieser Situation allerdings alleine gelassen. Werden diese Grenzen aber nicht in Übereinstimmung mit dem Inhaber definiert, kann es sein, dass man für alle denkbaren Versäumnisse zur Verantwortung gezogen wird. Selbst für solche, die nicht zum eigentlichen Verantwortungsbereich gehören.

Zu den Aufgaben, die eine Führungsverantwortung beinhaltet, gehört auch, unter Umständen unangenehme Sachverhalte anzusprechen oder Informationen weiterzugeben, die nicht überall auf Zustimmung stoßen. Auf jeden Fall sollte vermieden werden, sich dauernd für die neue Rolle zu entschuldigen oder »Everybody's Darling« sein und bleiben zu wollen. Manchmal kann es hilfreich sein, den Kollegen die eigene Situation darzulegen. Dadurch wird manches Verhalten und manche Entscheidung für die Kollegen nachvollziehbarer.

Authentisch bleiben

Man sollte sich hüten, in eine andere Persönlichkeit schlüpfen zu wollen. »Wie glaube ich, dass ich sein sollte, um als Chef oder Vorgesetzter von Mitarbeitern oder ehemaligen Kollegen anerkannt zu werden?« Da die meisten unerfahrenen Mitarbeiter noch nicht ausreichend vorbereitet sind auf diese Aufgabe, bleibt zumeist nichts anderes übrig, als auf eigene Erfahrungen zurückzugreifen. Das Führungsverhalten, wie man es am eigenen Leib verspürt hat, sei es von den Eltern, ehemaligen Lehrern oder eben bisherigen Chefs, prägt den eigenen Führungsstil stark. Die Gefahr besteht darin, nicht authentisch zu wirken, sich zu sehr auf das Vorbild anderer zu verlassen, als seinen eigenen Weg zu finden. Die Unglaubwürdigkeit, die darin wurzelt, kann zu einem enormen Problem in der täglichen Zusammenarbeit werden. Was in Kapitel 3.2 in Hinsicht auf die Authentizität im Zusammenhang mit Tierhaltern bereits beschrieben wurde, gilt selbstverständlich auch für Kollegen.

Daher bleibt man am besten ganz die Persönlichkeit, die man vor der verantwortlichen Position war. Im Laufe der Zeit wird man von ganz alleine in die

Rolle der Führungskraft hineinwachsen. Was nicht bedeuten soll, dass eigene Vorbilder aus der Vergangenheit, mit deren Führungsstil man sich am ehesten identifizieren kann, nicht als Hilfestellungen fungieren können.

Auf keinen Fall sollte man auf ehemalige Arbeitskollegen herabblicken, weil man in eine Führungsposition aufgerückt ist. Auch wenn viele andere, vor allem administrative Aufgaben die eigene Arbeitszeit belasten, sollte immer wieder bewiesen werden, dass die Alltagspraxis weiterhin zum eigenen Aufgabenbereich gehört. Dies gilt vor allem in Bezug auf die sich ergebende Vorbildfunktion, mit all den bereits besprochenen Aspekten, die diese mit sich bringt.

Der Sprung vom Kollegen zum Teamleiter ist nicht so leicht, wie man es sich vorher oft vorstellt. Wie dargelegt werden konnte, verstecken sich so einige Fallstricke auf dem Weg dorthin (Tab. 7-6). Wenn diese aber beachtet werden, und eine gewisse Auseinandersetzung mit der neuen Rolle und den daraus resultierenden Aufgaben stattfindet, lässt sich dieser Weg erfolgreich beschreiten. Für alle Beteiligten. Denn letztlich haben auch der Praxisinhaber und die Kollegen bestimmte Erwartungen und ein großes Interesse am Gelingen dieses Rollenwechsels.

7.3.9 Der Umgang mit Konflikten

Ein Konflikt ist eine Situation, bei der sich unterschiedliche Ansichten, Vorstellungen, Meinungen oder Interessen gegenüberstehen. Insofern sind Konflikte eigentlich unvermeidbar und kommen in einem Team immer vor, in dem Menschen miteinander arbeiten und unterschiedliche Persönlichkeiten mit unterschiedlichen Interessen aufeinandertreffen.

Dabei kann es sich um kleinere Konflikte handeln, so wie sie jeden Tag mehrmals vorkommen können, wenn man kurzfristig unterschiedlicher Meinung ist, wie z. B. über die Durchführung einer bestimmten Tätigkeit. Diese Art von Konflikten haben jedoch im Allgemeinen keine weitreichenden Auswirkungen auf das Team und die Teamstruktur.

Tab. 7-6 Häufige Fehler

Auf Kritik »von oben« nicht angemessen reagieren.
Entscheidungen voreilig treffen, sodass diese nicht konsequent sind.
Zu allen immer nett sein wollen und zu viel durchgehen lassen.
Das Team unzureichend mit Informationen versorgen.
Lob »von oben« nicht an die Mitarbeiter weitergeben.
Ideen und Kritik der Mitarbeiter nicht »nach oben« weitertragen.
Den Mitarbeitern kein Feedback geben.

7.3 Führungssituationen

Bei der Zusammenarbeit in einem Team können jedoch auch weit schwerwiegendere Konflikte auftreten.

Besonderes Augenmerk sollte auf Konflikte gelegt werden, die entweder bereits seit längerer Zeit zwischen zwei Personen oder zwei Parteien innerhalb des Teams bestehen, oder aber Konflikte, die in ihrer Entstehung als solche erkennbar sind und die das Potenzial haben, zu einem dauerhaften Problem zu werden. Vor allem hier gilt es nach Möglichkeit, als Führungsverantwortlicher so frühzeitig wie möglich einzugreifen, um eine spätere Verhärtung von Beginn an zu vermeiden.

Konflikte im Team sollten daher im besten Fall vermieden oder nach Möglichkeit, so gut wie möglich aufgelöst werden, da Konflikte immer negative Auswirkungen auf das gesamte Betriebsklima haben. Es besteht sowohl die Gefahr der Vertiefung des Konflikts zwischen den Betroffenen als auch der Ausweitung auf andere Teammitglieder, die gegebenenfalls als Verbündete der jeweilign Konfliktpartei hinzugezogen werden. Ein solcher Verlauf kann eskalieren und zu einer Teamspaltung führen.

Man unterscheidet zwischen verschiedenen Konfliktarten (Ehmer/Stadler 2007).

Sachkonflikt

Hierbei handelt es sich um Konflikte, bei denen es sich vordergründig um die Meinungsverschiedenheit bzgl. einer »Sache« dreht:

> **Fallbeispiel**
>
> **Fall 1:** Zwei Tierärzte sind sich uneinig darüber, welches Medikament für einen stationären Patienten Anwendung finden sollte.
> **Fall 2:** Ein Tierarzt und eine Tiermedizinische Fachangestellte sind sich uneinig darüber, wer im Anschluss an die Behandlung für das Aufräumen des Behandlungsraumes verantwortlich ist.

Beides sind Beispiele für alltägliche Konflikte, die häufig und in jeder Praxis vorkommen können.

Fälle, wie das erste Beispiel können häufig unproblematisch gelöst werden, indem es zwischen beiden Parteien zu einer sachlichen Einigung kommt.

Der zweite Fall birgt jedoch sehr viel mehr Konfliktpotenzial in sich. Hier wird eine klare Regelung benötigt, da sonst eine zeitliche oder personelle Ausweitung des Konflikts und eine mögliche Teamspaltung wahrscheinlich ist.

Wenn die jeweiligen Verantwortungsbereiche eindeutig geregelt und zugeordnet sind, lassen sich derartige Konflikte leicht lösen, indem sich die Betroffenen auf dieses Regelung berufen können.

Sollten in die Verantwortlichkeiten in der Praxis jedoch nicht klar geregelt und zugeordnet sein, kann hieraus unter Umständen eine längerer und tiefgreifenderer Konflikt entstehen. Es ist z. B. möglich, dass Tierarzt und Tiermedizinische Fachangestellte die Situation nicht klären, dass der Tierarzt vermeintlich

»selbstverständlich« davon ausgeht, dass die »Helferin« für diese Aufgabe verantwortlich ist und infolge dessen die Fachangestellte dem Tierarzt unterstellen könnte, sich für »etwas Besseres« zu halten. Haben sich diese Einschätzungen und selektiven Wahrnehmungen (Kap. 2.3) erstmal festgesetzt, besteht die Gefahr einer Negativspirale, die in einem chronischen Konflikt resultieren kann, der dann in einen Beziehungskonflikt (s. u.) übergeht. Gruppeninterne Diskussionen des Konflikts können darüber hinaus bei diesem Beispiel zu einer Ausweitung des Konflikts auf die jeweiligen Gruppen der Tierärzte und der Tiermedizinischen Fachangestellten führen – bis hin zur Spaltung.

Beziehungskonflikt

Beziehungskonflikte beruhen auf Störungen der zwischenmenschlichen Beziehung, wenn eine Partei sich beispielsweise durch die andere verletzt, gedemütigt, missachtet, missverstanden oder nicht genügend berücksichtigt bzw. wertgeschätzt fühlt.

Bei beiden Fallbeispielen (s. o.) besteht die Möglichkeit, dass sich der Sachkonflikt durch negative Kommunikation auf diese emotionale Beziehungsebene ausweitet und in einen Beziehungskonflikt verwandelt.

Im Fall 2 kann dies dadurch geschehen, dass sich der Tierarzt möglicherweise im Ton vergreift, wenn er der »Helferin« deutlich macht, »… dass es ja wohl klar sei, wer hier das Behandlungszimmer aufzuräumen habe …«. Die Tiermedizinische Fachangestellte wird sich aufgrund von Ton und Formulierung nicht gut behandelt, vielleicht auch verletzt fühlen und dieses Gefühl möglicherweise in eine grundlegende mangelnde Wertschätzung übersetzen.

Aber auch Fall 1, eigentlich eine unproblematische alltägliche, sachliche Diskussion, kann in einen chronischen und schwer wieder aufzulösenden Beziehungskonflikt übergehen, beispielsweise wenn diese Situation zwischen den beiden Personen häufiger vorkommt und sich vorwiegend eine Partei durchsetzt. Die »übergangene« Partei kann dies als Missachtung ihrer Kompetenz oder auch mangelnde Wertschätzung interpretieren.

An diesen Beispielen sieht man, dass wirklich »alles« Kommunikation ist, auch bestimmte Verhaltensweisen, die vom Gegenüber auf bestimmte Art und Weise »übersetzt« werden.

Fallbeispiel

In einer Klinik kam es an der Anmeldung gehäuft zu Fehlern bei der Terminvergabe. Dies führte zu immer wieder auftretenden Schwierigkeiten bei Abarbeitung der Patienten in der Ambulanz durch die dort tätigen Tierärzte.
Auf Dauer entstand aufgrund dieser immer wieder auftretenden Nachlässigkeiten, eine bestimmte Ablehnung gegenüber »denen von der Anmeldung«. Dies führte zu einem ernstzunehmenden Konflikt, der nur durch viele moderierte Gespräche wieder aufzulösen war.

7.3 Führungssituationen

 Aus Sachkonflikten können durch negative Kommunikation oder unvorsichtiges Verhalten Beziehungskonflikte werden.

Wertkonflikte

Wenn Personen oder Gruppen unterschiedliche Wertvorstellungen haben, die unvereinbar scheinen, dann können daraus Wertkonflikte entstehen.

Beispiele hierfür sind etwa unterschiedliche Einstellungen gegenüber komplementärmedizinischen Ansätzen, oder auch einfach nur verschiedene Auffassungen und Ansprüche bzgl. der Hygiene und Ordnung in gemeinschaftlich genutzten Räumlichkeiten.

Auch diese Konflikte bieten die Möglichkeit, durch unpassende Kommunikation in einen Beziehungskonflikt überzugehen.

Verteilungskonflikt

Bei Verteilungskonflikten herrscht Uneinigkeit über die Verteilung bestimmter Ressourcen wie z. B. Materialien, Zeit oder Zuwendung.

Häufig entsteht dieser Konflikt um die knappe Ressource »Ausbildung«. Naturgegeben gibt es nur eine begrenzte Anzahl an Möglichkeiten bei »wirklich interessanten Situationen« dem erfahrenen Kollegen über die Schulter schauen zu können, wie z. B. besondere chirurgische Eingriffe oder lahmheitsdiagnostische Untersuchungen beim Pferd. Sollte in diesen Fällen z. B. eine Person bevorzugt behandelt werden, können daraus tiefgehende Konflikte entstehen.

Abschließend sei darauf hingewiesen, dass es auch vorkommen kann, dass kleine alltägliche Konflikte, die eigentlich nur auf der Sachebene bestehen, sich nicht lösen lassen, weil sie schon lange von einem tieferen Konflikte auf der Beziehungsebene überlagert werden. Dies ist häufig daran zu erkennen, wenn zwei Parteien aufgrund von Kleinigkeiten immer wieder unverhältnismäßig heftig aneinandergeraten.

 Probleme, die auf der Beziehungsebene bestehen, werden häufig auf der Sachebene ausgetragen.

Entwicklung und Verlauf eines Konflikts

Die meisten Konflikte haben ihren Ursprung in Kleinigkeiten, wie z. B. einem Missverständnis oder einer Meinungsverschiedenheit auf Sachebene. Manchmal entstehen diese auch durch die berüchtigte »stille Post« oder einfach nur aufgrund von »schlechter Laune«. Diese vermeintlichen Kleinigkeiten haben manchmal das Potenzial sich zu einem ernstzunehmenden Konflikt auszuweiten. Dies ist vor allem dann der Fall, wenn Außenstehende, wie z. B. Vorgesetzte oder Kollegen zu spät intervenieren.

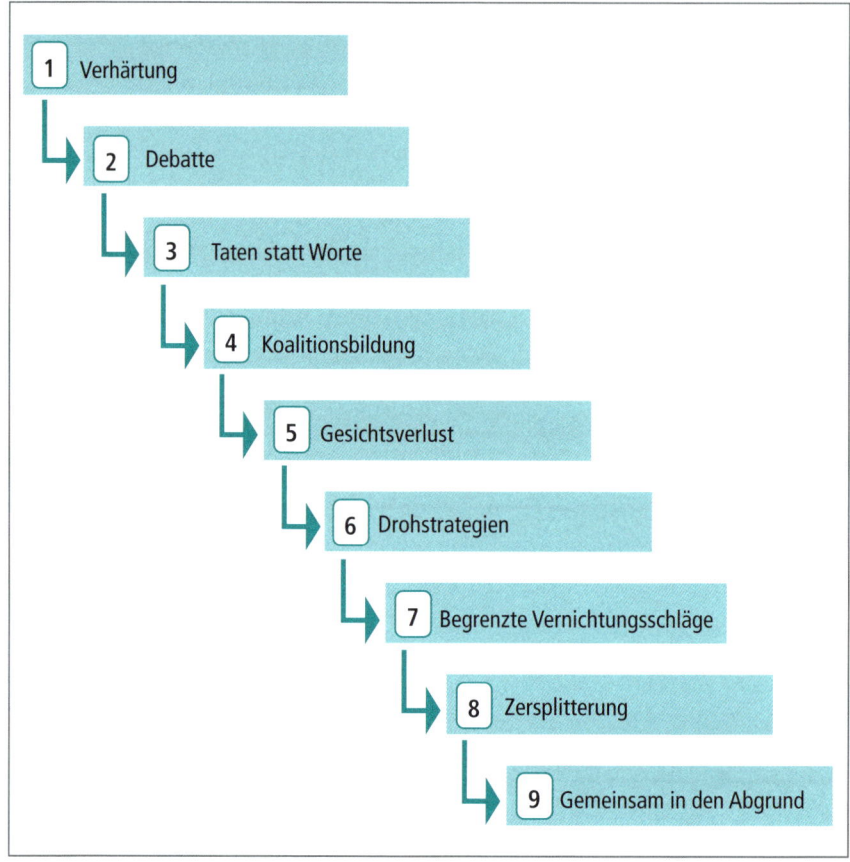

Abb. 7-3 9-Stufen-Modell der Konflikteskalation (nach Glasl 2004)

Jede Konfliktart wird bei längerem Verlauf letztlich auf die Beziehungsebene verlagert und dort weiterentwickelt. Die eigentlichen Auslöser treten dabei in den Hintergrund und werden mit der Zeit von den Beteiligten vergessen.

Die Entwicklung und der Verlauf eines Konfliktes lassen sich anhand des 9-Stufen-Modells der Konflikteskalation (Abb. 7-3; Glasl 2004) sehr anschaulich beschreiben. Demnach entsteht jeder Koflikt als Verhärtung (Stufe 1) durch das Aufeinandertreffen von unterschiedlichen Standpunkten. Hier ist der Konflikt noch gut durch Gespräche zu lösen.

In den nächsten beiden Stufen (2–3) verschärft sich der Konflikt. Beide Parteien werden beispielsweise polemisch, das Verhalten der Gegenpartei wird fehlinterpretiert und es herrscht ein allgemeines, gegenseitiges Misstrauen. In dieser Phase besteht noch die Möglichkeit einer gemeinsamen, für beide Seiten gewinnbringenden Lösung, die ohne fremde Hilfe durch Aussenstehende erreicht werden kann.

Eskaliert der Konflikt weiter, und werden die nächsten drei Stufen (4–6) erreicht, ist man für die Lösung des Konflikts meist auf eine Intervention, wie z. B. eine Moderation von außen angewiesen. Beide Parteien sind in dieser Phase im Allgemeinen nicht mehr zu einem selbstständigen Gespräch fähig. Diese Stufen sind geprägt durch die Bildung von Koalitionen und dem Werben um Verständnis bei den anderen Kollegen. Bereits hier besteht die Gefahr, dass einer der Konfliktparteien als Verlierer hervorgeht und als Konsequenz eine Kündigung in Betracht ziehen könnte. Häufig kommt es in dieser Phase auch zu einer deutlichen allgemeinen Verschlechterung des Teamklimas. Dies kann ein Ansteigen der Fehlerrate oder auch der krankheitsbedingten Fehlzeiten nach sich ziehen.

Die letzten drei Stufen (7–9) stellen eine endgültige Verhärtung des bestehenden Konflikts dar. Die eskalierte Situation lässt sich hier nur durch den Vorgesetzten auflösen, indem z. B. arbeitsrechtliche Konsequenzen angekündigt werden, in der Hoffnung, dass der Konflikt so zumindest durch diesen Druck beigelegt werden kann. Diese Phase ist durch den Wunsch beider Pateien geprägt, sich gegenseitig zu schaden, ohne Rücksicht auf sich selbst oder andere Betroffene. Man betrachtet die andere Partei lediglich als Feind. Es besteht die Gefahr der kompletten Teamspaltung oder dass letztlich beide Konfliktparteien gemeinsam als Verlierer aus dem Konflikt hervorgehen.

Fallbeispiel
In einer Kleintierklinik ging ein Konflikt zwischen zwei Helferinnen so weit, dass OP-Bestecke vor einer anstehenden Operation versteckt wurden, nur um der verantwortlichen OP-Helferin zu schaden.

Lösung von Konflikten

Am leichtesten lassen sich Konflikte lösen, wenn so früh wie möglich über die Ursachen des Konflikts gesprochen wird, d. h. in den ersten drei beschriebenen Stufen. In dieser Phase ist es den Parteien auch noch möglich, die Ursachen zu erkennen und möglichst sachlich miteinander darüber zu sprechen, um den Konflikt aufzulösen.

In der zweiten Phase ist Hilfe von Außenstehenden Personen nötig, z. B. ein Kollege, der die Konfliktparteien anspricht und ein gemeinsames Gespräch zur Lösung anbietet. In Praxen, in denen eine solche Konfliktlösungskultur gepflegt wird und den Mitarbeitern bekannt ist, dass bei Konflikten von außen eingegriffen wird, werden Konflikte im allgemeinen schneller geklärt oder entstehen erst gar nicht, da potenzielle Konfliktparteien von sich aus lösungsorientierte Gespräche suchen.

Wenn jedoch ein Kofnlikt bereits eskaliert ist, bietet sich die Moderation in einem **Konfliktgespräch** an. Dieses Gespräch sollte in jedem Fall geplant und vorbereitet werden.

Die Vorbereitung eines solchen Gesprächs besteht vor allem aus folgenden Punkten:
- Der Moderator sollte sich im Vorfeld ein klares Bild des Konflikts und seiner Beteiligten machen. Hierzu können im Einzelfall auch andere Teammitglieder befragt werden, um zu einem objektiveren Bild zu gelangen.
- Die Teilnehmer sollten selbstverständlich rechtzeitig festgelegt und informiert werden. Bei besonders schwierigen Konflikten kann es hilfreich sein, die Beteiligten zuvor in einem Einzelgespräch zu Wort kommen zu lassen.
- Es sollte ein geeigneter Zeitpunkt und Raum gefunden werden, der genügend ungestörte Ruhe und Zeit bietet.
- Der Moderator sollte sich dahingehend vorbereiten, dass er dafür Sorge tragen kann, dass das Gespräch einen geordneten Gesprächsverlauf nehmen kann, indem er beruhigend auf die Teilnehmer einwirkt und einen objektiven Standpunkt vertritt.

Ein Konfliktgespräch sollte mit einer Einführung des Moderators beginnen, in der kurz erklärt wird, warum die Beteiligten zusammen gekommen sind und was das Ziel dieses Gesprächs sein wird. Natürlich sollte immer angestrebt werden, den Konflikt nach Möglichkeit aus der Welt zu räumen. Darüber hinaus kann es auch hilfreich sein, einen klaren Standpunkt zum Umgang miteinander zu vertreten und darauf hinzuweisen, wie die eigentliche Umgangskultur im Team aussehen sollte. Anschließend sollten beide Konfliktparteien ihre Sicht der Dinge in Ruhe darstellen können. Hier sollte darauf geachtet werden, dass beiden Parteien in etwa die gleiche Redezeit eingeräumt wird und beide ohne Unterbrechung ausreden können. Anschuldigungen sollten vermieden werden, indem der Moderator die Beteiligten dazu bringt, zu beschreiben wie sie sich selbst mit der Situation fühlen.

Nachdem die Ursachen und Probleme besprochen wurden, sollten diese zu Gunsten eines Lösungsansatzes verlassen werden. Die Aufgabe des Moderators besteht hier darin, zu paraphrasieren und immer wieder auf die Sachebene zurückzuführen. In Einzelfällen ist es auch hilfreich, den Beteiligten die Auswirkungen, die der Konflikt bereits auf sie selbst, das Team und die Arbeitsleistung hatte, vor Augen zu führen, um damit die Sachebene weiter in den Vordergrund zu stellen. Oft bieten sich auch Fragen an, die den Parteien helfen, zu einer Lösung zu kommen, wie z. B. »Was braucht ihr vom anderen, damit ihr diesen Konflikt beilegen könnt?«

Abschließend sollte der Moderator das Gespräch und die erarbeitete Lösung zusammenfassen. Darüber hinaus sollte er anbieten, dass im Falle eines Fortbestehen des Konflikts, ein weiteres gemeinsames Gespräch stattfinden sollte, um diesen letztlich aufzulösen.

Konflikte aktiv vermeiden

Im Grunde lassen sich die meisten Konflikte bereits im Vorfeld vermeiden, indem man einen bewussten Umgang mit sich und anderen pflegt und die Kommunikation daraufhin abstimmt. Sowohl in der externen, als auch in der internen Kommunikation sollten bestimmte »Regeln« stets beachtet werden. Denn vor allem die interne Kommunikation hat einen großen Einfluss auf das persönliche Wohlbefinden der einzelnen Mitarbeiter und damit letztlich auch auf die Arbeitsleistung.

 Die Qualität der internen Kommunikation hat großen Einfluss auf das Betriebsklima.

Um Konflikte aktiv zu vermeiden, empfiehlt es sich, folgende Verhaltensregeln zu beachten:
- Jeder hat mal schlechte Laune. Gestehen Sie das sich selbst und auch den anderen zu.
- Launen sollten als ebendiese erkannt, und nicht persönlich genommen werden.
- Beobachten Sie ihre eigene Kommunikation selbstkritisch.
- Entwickeln Sie die Bereitschaft, sich für eventuelle »Fehltritte« zu entschuldigen.
- Sprechen Sie potenzielle Missverständnisse frühzeitig an.
- Vermeiden Sie Gespräche über Dritte »hinter deren Rücken«.
- Sprechen Sie Probleme direkt an.
- Scheuen Sie nicht, sich Hilfe zu suchen, wenn Sie selbst keine Lösung finden.
- Helfen Sie dabei, eine teaminterne Gesprächskultur zu entwickeln.
- Versuchen Sie Kleinigkeiten als solche stehen zu lassen.
- Versuchen Sie Verteilungskonflikte auf der Sachebene anzusprechen.
- Versuchen Sie Konflikte zu lösen, anstatt sich selbst daran zu beteiligen.

8 Besprechungen – gemeinsamer Erfolg durch Dialog

»Wozu noch Besprechungen, wir reden doch eh den ganzen Tag miteinander« Dieser Aussage aus der Praxis ist nicht zu widersprechen, und dennoch trifft sie nicht zu. Zum einen gäbe es vieles mehr im Alltag zu besprechen, zum anderen wären Art und Weise vielerorts mitunter zu verbessern.

»Keine Zeit« ist hier der häufigste Einwand gegen die Einführung von Besprechungen jeglicher Art in tierärztlichen Praxen und Kliniken. Darüber hinaus werden immer wieder wenig effiziente Besprechungsversuche aus der Vergangenheit als abschreckendes Beispiel angeführt.

Bei oberflächlicher Betrachtung des tierärztlichen Alltags sind diese Einwände auch nachvollziehbar. Der Zeitgewinn, der allerdings über effizient geführte Besprechungen zu erzielen ist, wird dabei oftmals übersehen, ganz zu schweigen von den zusätzlichen Mehrwerten, die dabei zu gewinnen sind.

Zum einen sind das teambildende Maßnahmen. Hier wird produktiv Zeit miteinander verbracht, was unter Umständen zu Verbesserungen im Alltag führen kann. Damit verbunden ist unmittelbar eine weitere Verbesserung, die gemeinsam besprochen und festgelegt werden muss, weil ansonsten unterschiedliche Vorgehensweisen in einer Praxis entstehen können, die wiederum zu Zeiträubern werden.

Allerdings sollten Besprechungen jedweder Art zwingend nach bestimmten Vorgaben und Regeln ablaufen, um bei allen Beteiligten das Gefühl zu vermeiden, dass die Besprechung lediglich ein Zeitverlust ohne jeglichen Wert für den Einzelnen oder die Praxis ist. Es gibt vielerlei Arten von Besprechungsmöglichkeiten, die in der Praxis denkbar und sinnvoll sind. Die wichtigsten sollen in den folgenden Kapiteln beschrieben werden.

 Besprechungen bringen einen Mehrwert für alle.

8.1 Teambesprechungen

Häufig gibt es im tierärztlichen Alltag mehr als zwei Meinungen zu der Frage, wie z. B. das neue Laborgerät zu bedienen ist. Oder man ist sich über die Art und Weise der Begrüßung der Patientenbesitzer uneins, obwohl es dazu eine Vorgabe seitens des Inhabers gibt. Derlei Unstimmigkeiten und unterschiedliche Auffassungen sind zwar nicht unüblich, aber deswegen noch lange nicht unvermeidbar. Eine regelmäßig durchgeführte und gut vorbereitete Teambesprechung kann hier langfristig und nachhaltig Abhilfe schaffen. Sie ist die wichtigste Form der kommunikativen Koordination innerhalb einer Praxis oder Klinik.

 Besprechungen helfen den Alltag zu organisieren.

Art und Häufigkeit der Besprechungen richten sich natürlich nach der Praxisgröße und der Anzahl der Mitarbeiter. In einer durchschnittlichen Praxis mit einem Tierarzt, der meist auch Praxisinhaber ist, reicht sicherlich eine Besprechung mit allen Beteiligten, die einmal im Monat durchgeführt wird. In einer solchen Besprechung können alle praxisrelevanten Themen auf den Tisch kommen, die für den Alltag wichtig sind, wie z. B. die Einführung neuer Medikamente, eines neuen Narkosemanagements im OP oder die Neugestaltung des Wartebereichs.

Teambesprechungen bieten einen breiten Fächer an Möglichkeiten, die Praxis grundlegend besser zu organisieren und die Motivation der Mitarbeiter langfristig zu erhalten, da sich gerade in gemeinsamen Besprechungen Problemlösungen konstruktiver erarbeiten lassen, die dann auch von allen Mitarbeitern mitgetragen werden. Darüber hinaus können alle für den Praxisbetrieb relevanten Probleme und Aufgabenstellungen zeitnah besprochen und festgelegt werden. Hier lassen sich Verbesserungsvorschläge besprechen, gemeinsame Standards und verbindliche Abläufe für die Praxis definieren, die dann Eingang in den Alltag finden und Klarheit für alle Beteiligten schaffen.

Es gibt zwei Grundvoraussetzungen für die erfolgreiche Einführung von Besprechungen:

Regelmäßigkeit Teamsitzungen sollten in regelmäßig wiederkehrenden Abständen durchgeführt werden. Wird eine Besprechung immer nur dann durchgeführt, wenn sie als notwendig erscheint, wird es zumeist nur um gerade aktuelle, meist Ärger verursachende Probleme gehen. Die Folge ist, dass die Mitarbeiter schon von vornherein demotiviert daran teilnehmen. Die Regelmäßigkeit hat hingegen einen enormen Einfluss auf die Akzeptanz bei den Mitarbeitern und damit auf die Umsetzung des Besprochenen. Nur bei verbindlicher Regelmäßigkeit werden die Mitarbeiter die Ernsthaftigkeit erkennen, die zur anschließenden Umsetzung notwendig ist.

Vorbereitung Die Vorbereitung der Besprechung ist sehr vielfältig und hat einen entscheidenden Einfluss auf deren Gesamterfolg (Tab. 8-1). **Zeitpunkt, Ort und Teilnehmer** sollten frühzeitig festgelegt werden. Hierbei muss die Machbarkeit im Vordergrund stehen. Ist der Zeitpunkt realistisch, haben alle Mitarbeiter und auch der Inhaber die Möglichkeit teilzunehmen? Darüber hinaus braucht es unbedingt eine Art **Agenda**. Welche Punkte sollen besprochen werden? Diese Frage kann auch durch das Team selbst festgelegt und durch den Praxisinhaber

8.1 Teambesprechungen

Tab. 8-1 Vorbereitung von Besprechungen

Zeitpunkt, Ort und Teilnehmer frühzeitig festlegen
Für Störungsfreiheit sorgen
Pünktlichkeit
Protokollführer festlegen
Agenda festlegen
Punkte der letzten Besprechung wiederholen
Machbarkeit überprüfen
Teilnehmer sinnvoll einladen
Beschlüsse fassen, Standards festlegen
Formblatt für das Protokoll erstellen

lediglich ergänzt werden. Zuletzt ist es wichtig, dass ausschließlich die richtigen Personen zu der jeweiligen Besprechung eingeladen werden. Alle Anwesenden sollen von den Themen betroffen sein – damit sie von der Besprechung auch profitieren.

Es gibt aber noch weitere Regeln, an die man sich halten sollte, um eine Besprechung so effizient und erfolgreich wie möglich zu gestalten:
- Man sollte eine entsprechende **Gesprächsatmosphäre** schaffen. Um eine offene Atmosphäre herzustellen, sollte die Besprechung in einem geeigneten Raum stattfinden.
- Man sollte möglichst für **Störungsfreiheit** sorgen, was in der Tiermedizin zugegebenermaßen nicht immer leicht zu realisieren ist. Die Besprechung sollte, soweit es möglich ist, nicht durch Telefonate gestört werden. Ebenso ist zu vermeiden, dass einzelne Teilnehmer die Besprechung zur Erledigung anderer Aufgaben zeitweise verlassen.
- Man sollte **pünktlich** beginnen. Dies gilt vor allem für Führungskräfte.
- Man sollte schon im Vorfeld einen **Protokollant** festlegen, um langwierige Diskussionen, die von der eigentlichen Besprechungszeit abgehen, zu vermeiden. Es empfiehlt sich aus Gründen der Übersichtlichkeit, für das Protokoll ein Formblatt zu entwerfen. Am Anfang jeder Besprechung sollten noch einmal die offenen Punkte der letzten Besprechung wiederholt werden. Das Protokoll sollte an alle Nichtanwesenden weitergeleitet und anschließend aufbewahrt werden.

Regeln für den Erfolg beachten:
- Zuhören und ausreden lassen
- Respekt für den Einzelnen
- Offene Gesprächsatmosphäre
- Sachlich bleiben
- Beim Thema bleiben
- Direkte Vorwürfe vermeiden
- Standards und Abläufe besprechen, die den Berufsalltag betreffen und verbessern

Weitere Regeln:
- **Lösungen** suchen, statt Probleme wälzen. Im Allgemeinen wird weniger über Lösungen als über Probleme gesprochen. Um Besprechungen erfolgreich zu gestalten, braucht es jedoch Lösungen.
- Nicht nur die Chefin oder der Chef redet. Das ganze Praxisteam sollte aufgefordert werden, Probleme zu benennen und Verbesserungsvorschläge vorzubringen.
- Wichtig ist eine »**Nachlese**« zur letzten Sitzung. Darin sollten die Teammitglieder besprechen, inwieweit Maßnahmen bereits umgesetzt wurden. Außerdem sollten erfolgreich umgesetzte Ziele aus vorangegangenen Besprechungen zur Sprache kommen.
- **Persönliche Konflikte** gehören nicht in die Teambesprechung. Versuchen Sie, diese in einem persönlichen Gespräch zu lösen.
- Nach gemeinsamen Beschlüssen werden die **Aufgaben** festlegt. Was soll bis wann von wem erledigt werden?

Um den Tagesablauf zu organisieren und einen gelungenen gemeinsamen Start in den Tag zu gestalten, empfiehlt sich eine tägliche Besprechung, die dann eher kurz gehalten werden kann. Grundlegende Fragen zu Abläufen und Organisation, also z. B. wie die jeweiligen Behandlungszimmer ausgerüstet sein sollen, benötigen hingegen einen größeren Zeitrahmen.

8.2 Tierärztebesprechung

Je nach Größe der Praxis oder Klinik ist der nächste Schritt die Einführung einer Tierärztebesprechung, die unter den gleichen Maßgaben ablaufen sollte. Mit wachsender Teamgröße macht es Sinn, jeweils eigenständige fach- und arbeitsbereichbezogene Besprechungen einzuführen. Also z. B. auch eine OP-Besprechung oder eine Anmeldebesprechung.

8.3 Frühbesprechung

Ab einer bestimmten Anzahl von Tierärzten ist eine morgendliche Visite mit anschließender Frühbesprechung unabdingbar. Hier werden alle medizinisch relevanten Fragestellungen und Aufgaben für den Tag besprochen und geklärt, die anwesende oder ankommende Patienten betreffen könnten.

An dieser Stelle kann auch über die Dokumentation gesprochen werden, um immer wieder auch über gemeinsame interne Standards zu sprechen. Z. B. um in regelmäßigen Abständen die Wichtigkeit der Dokumentation für den gesamten Praxisablauf hervorzuheben.

8.4 Mitarbeitergespräche

Die Bedeutung eines regelmäßigen und vor allem gut vorbereiteten Mitarbeitergesprächs wird von den meisten Praxisinhabern unterschätzt und deswegen häufig erst gar nicht durchgeführt. Diesem Vorbild folgen nicht selten auch Mitarbeiter in Leitungsfunktion. Dadurch wird letztendlich die größte Gelegenheit zur erfolgreichen Praxis- und Mitarbeiterführung aus der Hand gegeben. Nirgendwo stecken mehr Entwicklungsmöglichkeiten für den Einzelnen und das gesamte Team, und damit für die gesamten Arbeitsabläufe, als im professionell geführten Dialog mit den Mitarbeitern. Hier lassen sich Veränderungen gestalten, konkrete diesbezügliche Ziele vereinbaren sowie persönliche Vorstellungen und Entwicklungswünsche formulieren. Durch regelmäßige Gespräche können Mitarbeiter entsprechend weiterentwickelt werden und damit optimal zum gesamten Praxiserfolg beitragen, der letztlich nun einmal ausschließlich von Menschen und deren Leistungsfähigkeit und -bereitschaft gestaltet wird.

Deshalb muss das Mitarbeitergespräch zu den wichtigsten Instrumenten der Personalführung gezählt werden. Richtig umgesetzt (Tab. 8-2), steigert das Mitarbeitergespräch die Motivation des Einzelnen – und in der Folge die Produktivität der gesamten Praxis. Da die Arbeitsbelastung für jeden einzelnen Mitarbeiter in der Tiermedizin enorm hoch ist, kommt dem Mitarbeitergespräch auch im Hinblick auf diesen Aspekt eine immer größere Bedeutung zu. Der Vorgesetzte ist stärker als je zuvor gefordert, sachdienliche Kritik zu äußern, aber auch Bedürfnisse zu erkennen und vor allem Anerkennung zu zollen. Es gilt, Motivationsanreize zu bieten, die Kommunikation zu verbessern und dadurch die Arbeitszufriedenheit zu erhöhen, die letztendlich immer entscheidend zum gesamten Praxiserfolg beiträgt.

Tab. 8-2 Planungscheckliste für Mitarbeitergespräche

Einladung und Vorabinformationen an den Mitarbeiter weiterleiten
Haupt- und Nebenziele des Gesprächs festlegen
Termin- und Raumplanung durchführen
Benötigte Unterlagen (Personalakten, Notizen früherer Gespräche, konkrete Beispiele usw.) bereitlegen
Zum Gespräch notwendige Sachinformationen recherchieren
Bei Bewerbungsgesprächen: Stellenbeschreibung, Anforderungsprofil, Beobachtungsbogen erstellen
Ablaufplan des Gesprächs (Agenda) erstellen
Offene Fragen notieren
Eigene Erwartungen, mögliche Ziele der Mitarbeiter und bisherige Beziehung zu den Teilnehmern bewusst machen
Ziel des Gesprächs definieren
Eigene Stärken und Schwächen sowie Stärken und Schwächen der Teilnehmer rekapitulieren
Gesprächstaktik zurechtlegen
Die Einstellung zum Gesprächsteilnehmer überprüfen und möglichst neutral halten
Eine möglichst positive Einstellung zu dem gesamten Gespräch einnehmen

8.4.1 Mögliche Inhalte von Mitarbeitergesprächen

- Entwicklung der Praxis
- Konkrete Fragestellungen bezüglich der Arbeitsprozesse im Praxisalltag
- Zielvereinbarungen
- Feedback in Form von Lob und Kritik
- Konfliktlösungen
- Stärken und Schwächen des Mitarbeiters, aber auch des Unternehmens und der Führungskraft
- Wünsche und Vorstellungen des Mitarbeiters im Hinblick auf die persönliche Entwicklung in der Praxis
- Wünsche und Vorstellungen der Führungskraft im Hinblick auf die Entwicklung des Mitarbeiters in der Praxis

8.4.2 Vorbereitung der Rahmenbedingungen des Mitarbeitergesprächs

- Das Mitarbeitergespräch sollte rechtzeitig angekündigt werden. Auch der Mitarbeiter muss sich vorbereiten können.
- Günstige Terminwahl: Zeitdruck sollte vermieden werden.
- Störungsfreier Raum: Das Gespräch sollte in ruhiger, störungsfreier Atmosphäre stattfinden können. Hierfür müssen beide Gesprächsteilnehmer aus dem Praxisbetrieb freigestellt werden. Auch Telefonanrufe sollten tabu sein.
- Hilfreich ist es, eine spannungsfreie Atmosphäre zu schaffen, indem ein ruhiger Raum ausgewählt wird, der dem Gesprächsanlass einen angemessenen Rahmen verleiht.
- Erstellen Sie sich eine Agenda des Gesprächsverlaufs. Wann wollen Sie welche Punkte besprechen? Beginnen Sie das Gespräch z. B. mit positivem Feedback und lassen Sie es damit ausklingen. So geht der Mitarbeiter, auch wenn Kritik geäußert werden musste, mit einem positiven Abschluss aus dem Gespräch.
- Halten Sie im Falle von Lob oder Kritik konkrete Beispiele bereit.
- Machen Sie sich Gedanken über das Ziel, das das Gespräch haben soll. Denn das Ziel bestimmt letztendlich die Vorgehensweise im Gespräch und auch mögliche Fragen, die gestellt werden könnten. Worüber soll gesprochen werden? Wie soll derjenige sich danach z. B. fühlen? Was soll in Bezug auf den jeweiligen Mitarbeiter erreicht werden? Geht es vornehmlich um Kritik oder lediglich um eine neue Aufgabe?

8.4.3 Mögliche Fragen im Vorfeld eines Mitarbeitergesprächs

- Welche Aufgaben hat Ihr Mitarbeiter?
- Welche liegen ihm besonders und welche bereiten ihm Schwierigkeiten?
- Wo liegen seine Stärken und wo seine Schwächen?
- Wie schätzen Sie die Arbeitsergebnisse Ihres Mitarbeiters hinsichtlich des Umfangs und der Qualität ein?
- Wie gut sind die Arbeitsabläufe organisiert? Gibt es Probleme in der Organisation?
- Was kann konkret verbessert werden?
- Wie kann der Arbeitsablauf »kundenfreundlicher« gestaltet werden?
- Fragen Sie Ihren Mitarbeiter, was er am liebsten verändern würde!
- Welche Ziele für die Zukunft sollen vereinbart werden?
- Betrachten Sie den zurückliegenden Zeitraum seit der letzten Zielvereinbarung: Wurden die vereinbarten Ziele erreicht?
- Welche Weiterbildungsmaßnahmen sind sinnvoll?

8.4.4 Ort und Zeitpunkt

Selbstverständlich muss ein Mitarbeitergespräch in einem angemessenen Rahmen stattfinden, wenn es seine Wirkung erzielen soll. Nicht selten wird ein Mitarbeiter spontan aus dem laufenden Betrieb herausgerufen, und es kommt zu einem unvorbereiteten Mitarbeitergespräch, das allzu häufig als rein negatives Feedbackgespräch wahrgenommen wird. Das sollte nicht das Ziel sein. Vielmehr sollte sich derjenige (das kann auch ein Assistent sein, der mit einer TFA ein Mitarbeitergespräch führt), der das Gespräch sucht, angemessen vorbereiten. Und auch dem Mitarbeiter sollte genügend Zeit gegeben werden, sich auf das Gespräch vorzubereiten, damit für beide Seiten sinnvolle Inhalte besprochen werden können, die anschließend in einem Protokol festgehalten werden. Deswegen sollten Zeitpunkt und Anlass rechtzeitig bekannt gegeben werden. Sollte das Gespräch zum ersten Mal geführt werden, ist es wichtig, den Mitarbeiter darüber aufzuklären, welche Inhalte besprochen werden sollen.

8.4.5 Thema und Inhalt

Hauptthema des Gesprächs sollte idealerweise der Mitarbeiter, seine Wünsche und Vorstellungen sein. Des Weiteren können sämtliche Fragen des beruflichen Alltags im Sinne eines Vorschlagswesens besprochen werden. Beide Seiten dürfen Feedback zu der gemeinsamen Arbeit geben. Der Mitarbeiter soll und darf sich zu allen Belangen seines Berufsalltags äußern, positiven wie negativen. Natürlich sollte auch der Inhaber oder Vorgesetzte daran interessiert sein, ein positives Feedback zu bekommen und nicht nur die negativen Erlebnisse des Mitarbeiters zu erfahren. Andersherum bekommt der Mitarbeiter ein Feedback zum zurückliegenden Jahr und zu seinen Leistungen in der Praxis. Wie war die gemeinsame Zusammenarbeit? Wie hat sich der Mitarbeiter entwickelt?

Darüber hinaus sollten die Ziele und beruflichen Wünsche für die Zukunft gemeinsam besprochen und entwickelt werden. Diese Ziele sollten konkret formuliert werden. Was soll erreicht werden? Und vor allem bis wann?

Wurden bereits Mitarbeitergespräche geführt, sollte das Protokoll des vorangegangenen Gesprächs am Anfang noch einmal besprochen werden. Haben sich die angesprochenen Punkte zur Zufriedenheit beider Seiten geändert? Wurden alle Ziele erreicht? Konnte das Besprochene umgesetzt werden?

8.4.6 Das richtige Ziel

Derjenige, der das Gespräch führt, sollte ein Ziel mit diesem Gespräch verfolgen. In Kapitel 1 wurde gezeigt, dass und wie Kommunikation Gefühle erzeugt. Aufgrund dessen sollte es nach Möglichkeit das erste Ziel sein, bei dem Mitarbeiter ein positives Gefühl zu erzeugen. Selbstverständlich ist das nicht immer möglich, da mitunter auch sehr kritische Gespräche mit Mitarbeitern angebracht sind. So

z. B. wenn dem Mitarbeiter klar gemacht werden muss, dass seine Leistungen insgesamt nicht zufriedenstellend sind. In einem solchen Fall muss selbstverständlich die Vermittlung dieser Tatsache das Ziel des Gesprächs sein, um für die Zukunft eine Änderung des Verhaltens herbeizuführen.

Das Ziel sollte immer sein, die möglichen Kritikpunkte als Aufgabenstellungen für die nächste Zeit zu formulieren. Diese Aufgabenstellungen sollten nachvollziehbar und idealerweise anhand von Beispielen besprochen werden.

8.4.7 Die richtige Haltung

Entscheidenden Anteil am gewünschten Erfolg eines Mitarbeitergesprächs hat der Gesprächsstil. Offenheit und eine gleichwertige Verteilung der Gesprächsanteile sind hier maßgebliche Punkte. Weitere Voraussetzung für den Erfolg des Mitarbeitergesprächs ist, dass dieses sachlich, diskret und fair geführt wird. Nur dadurch ist ein positiver Verlauf zu gewährleisten. Lassen Sie Ihren Mitarbeiter mindestens so viel reden wie sich selbst, und halten Sie keine Monologe. Unterbrechen Sie Ihren Mitarbeiter nicht während er Ihre Fragen beantwortet. Räumen Sie ihm Pausen und Bedenkzeit ein, in denen er mögliche Fragen formulieren kann.

Geben Sie Ihrem Mitarbeiter zunächst die Gelegenheit, von sich aus zu sagen, wie er sich und seine Arbeitssituation einschätzt. Sie sollten dabei aktiv zuhören, Kritik offen und gewillt entgegennehmen und auf die Argumente Ihres Mitarbeiters eingehen. Fragen Sie ruhig nach:

☺ »Habe ich richtig verstanden, dass …?«

Oder ermutigen Sie ihn durch offene Fragen zum Sprechen:

☺ »Was meinen Sie dazu?«

☺ »Welche Beispiele gibt es dafür?«

Vermieden werden sollten hingegen Formulierungen wie:

☹ »Sie sind sowieso …«

☹ »Immer …«

☹ »Nie …«

Oder ähnliche Pauschalisierungsformeln.
Und zu guter Letzt: Sparen Sie nicht mit Lob und Anerkennung!

Neben den hier ausführlicher besprochenen gibt es grundsätzlich nahezu unüberschaubar viele Möglichkeiten und Anlässe ein Mitarbeitergespräch zu führen:
- Zielvereinbarungsgespräche
- Feedbackgespräche
- Krankenrückkehrgespräche
- Konfliktgespräche
- Kündigungsgespräche

Die Summe all dieser Gesprächsformen kann und sollte aber das regelmäßige und strukturierte Mitarbeitergespräch sein. Regelmäßig bedeutet in diesem Zusammenhang, dass die Gespräche in einem nachvollziehbaren und verlässlichen Turnus immer wieder geführt werden. So erhalten die betroffenen Mitarbeiter die Chance, sich ausführlich vorzubereiten. Andererseits wird das Gespräch für die Führungskraft so aber auch zum effektiven Instrument.

8.4.8 Voraussetzungen zur erfolgreichen Durchführung eines Mitarbeitergesprächs

Ein Mitarbeitergespräch braucht Struktur. Es beginnt mit einer sogenannten Eröffnungsphase, in der zuerst über allgemeine Dinge geplaudert werden sollte. Einen anstehenden Urlaub oder ähnliches. Das schafft eine lockere Atmosphäre. Darauf folgt eine eher allgemein gehaltene Frage wie z. B.:

☺ »Und wie geht es Ihnen zurzeit mit Ihrer Tätigkeit an der Anmeldung?«

Auf diese Weise leitet man zur formalen Phase des Gesprächs über.
Insgesamt wird der Mitarbeiter sich Ihnen innerhalb einer lockereren Gesprächsatmosphäre eher offenbaren und über wichtige Vorgänge in der Praxis sprechen.

Am Ende des Gesprächs sollten Ziele, Unterstützungsbedarf und Entwicklungsmaßnahmen in Form einer Vereinbarung so formuliert werden, dass beide Gesprächspartner zustimmen können. Dadurch wird der Mitarbeiter sich wesentlich stärker an mögliche Anregungen und Vereinbarungen gebunden fühlen. Der Begriff »Vereinbarung« ist dabei keine bloße Floskel, sondern absolut notwendige Voraussetzung für den Erfolg.

8.4.9 Zielvereinbarungen

Ziele müssen herausfordernd, aber erreichbar sein.

Wenn ein Mitarbeiter von einem Ziel überfordert ist, wenn er keinen Weg sieht, wie er es erreichen kann, hemmt dies seinen Einsatz. Ziele müssen daher an das individuelle Leistungsvermögen angepasst werden. Sie sollten aber immer in einem realistischen Maß über das bisherige Niveau hinausgehen.

Ziele müssen konkret und präzise sein.

Die Aufforderung »Tun Sie Ihr Bestes!« ist kein Ziel! Sie vermittelt dem Mitarbeiter nicht, was er erreichen soll. Ziele müssen konkret benannt und durch klare Aussagen präzisiert werden.

Erarbeiten Sie im Mitarbeitergespräch gemeinsam die Kriterien, mit denen die Zielerreichung überprüft und gemessen werden kann. Die Entwicklung eines Maßnahmenkataloges zur Steigerung der Kundenzufriedenheit im Wartebereich ist z. B. ein qualitatives Ziel, das erreicht wird, wenn bestimmte Inhalte konkret formuliert und umgesetzt werden. Dieses Ziel wird überprüfbar, wenn Sie zusammen mit Ihrem Mitarbeiter die Punkte festlegen, die für einen solchen Maßnahmenkatalog relevant sein können (Getränke anbieten, Fernseher, Wasser für wartende Tiere usw.). Sollen Aspekte des Verhaltens, z. B. Freundlichkeit gegenüber den Tierbesitzern, in den Maßnahmenkatalog einfließen, müssen die Führungskraft und der Mitarbeiter sich darüber verständigen, welches Verhalten sie für erstrebenswert erachten und was sie genau unter der gewünschten Freundlichkeit verstehen.

Ziele müssen zeitlich festgelegt werden.

Sie können kein Ziel erreichen, wenn Sie keinen Zeitrahmen festlegen, in dem es umgesetzt werden soll. Je klarer die Termine sind, desto besser. Wer sich »in nächster Zeit einmal« darum kümmern soll, seine Ziele zu erreichen, wird sich möglicherweise nie darum kümmern.

Stellen Sie sich daher folgende Fragen:
- Bis wann soll das Ziel erreicht werden?
- Bis wann können Zwischenergebnisse anvisiert werden?
- Wer übernimmt die Verantwortung?

9 Kommunikation am Telefon

Einen immer größeren Anteil an der täglichen Kommunikation nimmt das Telefon ein. Besitzer wollen Vorgespräche und Nachgespräche führen, haben Fragen, benötigen allgemeine Beratung oder sonstige Betreuung, die ausschließlich am Telefon stattfindet. Dadurch ist das Telefon zu einem großen Mittel der Kundenbindung geworden, weshalb es wichtig ist, sich einige Voraussetzungen und Grundregeln des Telefonierens bewusst zu machen.

Am Telefon haben wir lediglich unsere Stimme zur Verfügung. Auf diese reduziert sich alles. Jeder hat schon einmal erlebt, wie schnell z. B. nahe Verwandte anhand der Stimme den persönlichen Gemütszustand feststellen können. Das Gleiche gilt für die Kunden, die auch innerhalb weniger Sekunden bemerken, in welchem Zustand man sich gerade befindet. Deshalb steht die bereits besprochene Beziehungsebene am Telefon sehr dominant im Vordergrund. Die Kommunikationsregeln gelten hier also umso mehr. Das gilt vor allem für das **aktive Zuhören**.

Tierärzte haben hier in der Regel eine andere Aufgabe als die Tiermedizinischen Fachangestellten, die z. B. an der Anmeldung tätig sind. Die typischen Routinetätigkeiten, wie Termine vereinbaren oder Verbindungen herstellen, stehen nicht im Fokus der tierärztlichen Telefonate. Tierärztliche Telefonate werden häufig durch wichtige Beratungsgespräche mit den Tierhaltern bestimmt, die zu weiterer Diagnostik oder therapeutischen Maßnahmen führen. Insofern gelten hier z. T. andere Regeln und Voraussetzungen als für die Tiermedizinischen Fachangestellten. Gerade deshalb ist eine gute **Vorbereitung** dieser Gespräche elementar wichtig (Tab. 9-1).

Tab. 9-1 Vorbereitungen

Telefonsprechstunde anbieten
Störungsfreie Umgebung sicherstellen
Arbeitsplatz vorbereiten
PC anschalten und Schreibzeug bereitlegen
Gefühlslage überprüfen
Kundenkartei studieren
Argumentation überlegen
Kosten kalkulieren
Headset benutzen

> **!** Telefonieren braucht Vorbereitung.

Idealerweise wird eine bestimmte Zeit am Tag festgelegt, in der eine Telefonsprechstunde angeboten wird. So lassen sich zumindest die meisten Telefongespräche bündeln. Gerade umsatzbringende Beratungsgespräche lassen sich von der Anmeldung auf einen bestimmten Zeitpunkt legen, gleichzeitig besteht dadurch die Möglichkeit, die Konzentration für diese Art Verkaufsgespräche zu intensivieren. Man ist dann sozusagen im Thema, wenn man ein Gespräch nach dem anderen führen kann und nicht aus anderen Tätigkeiten herausgerissen wird. Der Begriff »Verkaufsgespräch« wird hier mit Absicht noch einmal verwendet, um die Wichtigkeit dieser Gespräche zu betonen.

- Setzen Sie sich deshalb in möglichst **störungsfreier** Umgebung an einen Arbeitsplatz, damit ggf. ein Zugriff auf die Praxisverwaltungssoftware möglich ist.
- Nutzen Sie ein Headset, dann haben Sie die Hände frei.
- Überprüfen Sie Ihre momentane Gefühlslage. Sind Sie gestresst oder abgehetzt, dann warten Sie noch einen Moment und sammeln sich, bevor Sie mit dem Telefonieren beginnen. Setzen Sie ein **Lächeln** auf, das wird sich positiv auf Ihre Emotionen auswirken.
- Versuchen Sie trotz möglicher gegenteiliger Umstände gute Laune zu vermitteln. Negative Stimmung überträgt sich auf den Gesprächspartner.
- Idealerweise sitzen Sie während des Telefonats bequem. Konzentrieren Sie sich immer nur auf das Telefonat. Erledigen Sie nicht nebenher noch andere Dinge. Ihr Gegenüber wird es merken, wenn Sie nicht konzentriert bei der Sache sind. Sollten Sie dennoch etwas am PC erledigen müssen, kündigen Sie dies an. Gerade beim Telefonieren steht das **aktive Zuhören** im Vordergrund, da auch Ihnen lediglich die Stimme des Kunden zur Informationsgewinnung zur Verfügung steht.
- Halten Sie Schreibzeug bereit und machen Sie sich während des Telefonats **Notizen**. Diese können Sie danach in aller Ruhe nochmals durchsehen und in die Kartei eintragen.
- Bereiten Sie sich auf das jeweilige Gespräch vor, indem Sie z. B. die Kartei studieren. Kalkulieren Sie eventuelle Kosten für den Kunden vor, damit Sie auskunftsfähig sind. Legen Sie sich Argumente zurecht. Finden Sie Ihren Standpunkt. Was wollen Sie erreichen?
- Hören Sie auf Einwände und nehmen Sie diese auf. Dies können z. B. Sorgen und Ängste aufseiten der Tierhalter sein. Gerade am Telefon ist die in Kapitel 3.1 beschriebene Empathie von besonderer Bedeutung.
- Versuchen Sie von Anfang an die **Gesprächsführung** zu übernehmen, indem Sie viele Fragen stellen.
- Dass man aufmerksam am Gespräch teilnimmt, wird durch **Zustimmungswörter** wie »richtig«, »genau«, »verstehe« o. ä. signalisiert, wenn der Kunde

z. B. die Symptomatik beschreibt. Hier gilt es aber das richtige Maß zu finden, ansonsten bewirkt der Einsatz das Gegenteil.
- Wichtig sind außerdem ein ruhiges **Sprechtempo** und eine angenehme Telefonstimme, soweit Sie dies selber beeinflussen können: laute Telefonstimmen vermitteln z. B. Dominanz, eine zu deutliche Aussprache Wichtigtuerei. Achten Sie auf die Betonung und Variation in der Stimmlage. Auch eine zu monotone Sprachmelodie wird als negativ empfunden.
- Wer fragt, der führt. Gerade wenn Halter sehr redselig sind. Deshalb ist es wichtig, das Gespräch durch sinnvolle **Fragen** zu führen. Nichtsdestoweniger sollte man die Halter in angemessener Weise ausreden lassen.
- Bei Vielrednern hilft es, den Kunden zwischendurch mit Namen anzusprechen und direkt zu **paraphrasieren**: »Herr Mustermann, habe ich Sie richtig verstanden …« (Kap. 6.6)
- Ein zusätzlicher Trick bei Vielrednern ist: **Schweigen** Sie. Die meisten Menschen werden nach kurzer Zeit fragen, ob Sie noch dran sind. Das ist der Moment, in dem Sie die Führung wieder übernehmen können, indem Sie eine Frage stellen oder paraphrasieren.
- **Dokumentieren** Sie den Zeitpunkt und Inhalt des Gesprächs in der Kartei.
- Sollte das Gespräch kritisch werden, stehen Sie auf. Sie machen sich dadurch größer. Das gibt Sicherheit.
- Kommen Sie zu einem Abschluss, indem Sie entweder eine **Lösung** finden, oder aber den Tierhalter mit seinem Tier zu einem bestimmten Termin einbestellen.

9.1 Notfalltelefon

Im Nacht- und Notdienst bestehen jedoch nicht diese konkreten Möglichkeiten zur Vorbereitung. Hinsichtlich der Telefonkommunikation mit Besitzern, die das Gefühl haben, dass bei ihrem Tier ein Notfall vorliegt, gelten zunächst die gleichen Voraussetzungen, wie sie in Kapitel 3.15.2 beschrieben wurden. Darüber hinaus soll an dieser Stelle noch einmal die Bedeutung der Stimme hervorgehoben werden. Gerade in dieser für die Besitzer sehr emotionalen Situation wird jede Nuance in der Stimme am anderen Ende der Leitung wahrgenommen. Es ist daher sehr wichtig, immer den Eindruck zu vermitteln, dass Besitzer und Tier jederzeit willkommen sind. Das heißt nicht, dass keine Fragen gestellt werden dürfen. Fragen, die helfen, die Art des Notfalls einzugrenzen und somit eine bessere Vorbereitung zu ermöglichen, sind unbedingt erforderlich. Nichtsdestoweniger gilt am Telefon umso mehr, was bereits im Kontext des Notfallmanagements gesagt wurde: Allein der Kunde definiert, was ein Notfall ist. Ihm sollte stets so bedingungslos wie möglich signalisiert werden, dass er sofort in die Praxis oder Klinik kommen kann.

Bestenfalls kann und sollte es auch hierfür einen bestimmten festgelegten Ablauf geben. Dies könnte z. B. eine Checkliste sein, die idealerweise an einer zentralen Stelle nahe des Telefons in der Praxis oder Klinik ausgehängt wird, damit diese auch schnell zur Verfügung steht. Folgende Punkte sollte diese Checkliste beinhalten, die dem Team auch bekannt sein sollten.

Zuallererst sollte natürlich die **Art des Notfalls** erfragt werden, damit die Praxis sich dementsprechend darauf vorbereiten kann. Muss z. B. gegebenenfalls der Hintergrunddienst informiert werden?

Anhand dieser Informationen, kann auch beruhigend auf den Besitzer eingegangen werden, wenn dieser sich übermäßig Sorgen machen sollte, ohne dass dies, aus rein medizinischer Sich nötig wäre.

☺ »Aus unserer Sicht müssen Sie sich zur Zeit keine Sorgen machen, diese Symptome kommen sehr häufig vor und sehen meist schlimmer aus als sie wirklich sind«

Oder aber genau das Gegenteil ist der Fall und der Besitzer muss darauf hingewiesen werden, dass es sich scheinbar wirklich um einen lebensbedrohlichen Notfall handelt, der für den Besitzer in dieser Situation noch nicht erkennbar ist, wie zum Beispiel eine Magendrehung in einem frühen Stadium.

☺ »Bitte machen Sie sich unverzüglich auf den Weg, die Symptome die Sie beschreiben, weisen auf eine lebensbedrohliche Erkrankung hin. Wir sollten jetzt keine Zeit verlieren«

Es gibt Praxen, die hier gemeinsam einen Standard erarbeiten, für welche Fälle/Symptome diese Vorgehensweise gelten soll. Das bedeutet, dass bestimmte Kriterien festgelegt und erfragt werden, wie z. B. das Tier liegt apathisch auf der Seite, oder blutet stark, die dann zu einer konkreten Handlungsanweisung im Sinne der oben stehenden Beispiele führen.

Desweiteren sollte immer die **mobile Telefonnummer** desjenigen abgefragt werden, der das Tier bringen wird, damit eventuelle Fragestellungen beantwortet werden können. Manchmal erscheinen Besitzer aus verschiedenen Gründen einfach nicht, dann ist es sehr hilfreich wenn man den Tierhalter noch einmal anrufen kann.

Deswegen ist es auch sehr wichtig mit dem Halter die **Anfahrt** zu besprechen. Weiß der Besitzer wo sich die Klinik befindet? Hat er eine Anfahrtsbeschreibung? Gibt es markante Punkte oder Gegebenheiten wie z. B. eine Tankstelle in der Nähe der Praxis an denen man sich orientieren kann?

Es sollte ein verbindlicher Standard in jeder Praxis oder Klinik sein, dass die Mitarbeiter, die auch das Telefon bedienen, die Anfahrtsbeschreibung auswendig beherrschen.

Wenn die Praxis einen **Notdienstzuschlag** abrechnet, sollte dies dem Besitzer im Vorfeld mitgeteilt werden.

9.1 Notfalltelefon

☺ »Wir sind verpflichtet, Sie darauf hinzuweisen, dass wir im Nacht- und Notdienst mit einem erhöten GOT-Satz abrechnen«

Zusammenfassend sei noch einmal gesagt, wie sensibel die Bearbeitung eines Notfalles aus Kundensicht zu betrachten ist. Hier gilt es, dem Kunden mit **allergrößter Sorgfalt** zu begegnen. Gerade am Telefon, vor allem in der Nacht, stellt dies eine hohe Anforderung an den Tierarzt.

Fazit

Auch am Ende dieses Buches möchte ich noch einmal zum Ausdruck bringen, wie sehr mir das Thema Kommunikation am Herzen liegt. Die Zeit der intensiven Arbeit an dem Buch hat meinen eigenen Blick nochmals geschärft. Vieles was jetzt nachzulesen ist, wurde bestätigt oder hat einen direkten Einfluss auf die alltägliche Arbeit genommen. Bereits in der Einführung wurde die Behauptung aufgestellt, die hin und wieder in der Praxis auf einen gewissen Widerspruch trifft, dass mindestens fünfzig Prozent der tierärztlichen Tätigkeit auf der Kommunikation basieren. Auch am Ende dieses Buches bleibe ich dabei und hoffe, dass ich Sie mitnehmen konnte zu dieser Erkenntnis, die auch durch die alltägliche Erfahrung immer wieder bestätigt wird.

Während der Arbeit an diesem Buch kam es zu einem Coaching einer Tierärztin, die des öfteren Schwierigkeiten bei der Kommunikation mit den Tierbesitzern hatte. Fachlich war sie sehr angesehen. Somit bestand kein Zweifel an ihrer medizinischen Kompetenz, die sie aber den Kunden gegenüber nicht darzustellen vermochte. Durch verschiedene, ganz typische, hier im Buch angesprochene Fehler, wirkte sie auf die Kunden sehr unsicher und damit inkompetent. Im Gespräch war ihr sehr schnell klar, wie wenig die eigentliche medizinische Kompetenz etwas nützt, wenn der Tierbesitzer diese nicht erkennen kann.

Das wichtigste Kapitel dieses Buches ist aus meiner Sicht das fünfte Kapitel. Hier entscheidet sich, wie erfolgreich sich die Zusammenarbeit zwischen Tierbesitzer und Tierarzt gestaltet. Die vorangestellten Kapitel arbeiten auf das fünfte Kapitel hin, um diese wichtige Zusammenarbeit so erfolgreich wie möglich zu gestalten. Wobei ich hier noch einmal auf die wichtigsten Begriffe eingehen will. Vorangestellt sei die Einstellung, direkt gefolgt von einem klaren Standpunkt, dem notwendigen Maß an Empathie und dem Bewusstsein für die große Falle der Selbstverständlichkeit. Wenn diese Eigenschaften und Aufgabenstellungen im richtigen Verhältnis zueinander stehen, dann ist schon viel erreicht.

So wünsche ich mir natürlich, wie jeder andere Autor, der ein beratendes Fachbuch schreibt, dass Sie sich meinen Empfehlungen anschließen, diese umsetzen können und den Erfolg damit erzielen, den ich jedem einzelnen Tierarzt wünsche.

Es ist mir sehr wichtig am Ende noch einmal zu betonen, dass es sich bei den vielen vorgeschlagenen Kommunikationsbeispielen wirklich nur um Beispiele handelt, an denen Sie sich orientieren können. Es handelt sich aber keinesfalls um Anweisungen, die Eins zu Eins so umgesetzt werden müssen, indem sie diese Sätze auswendig lernen. Ich würde mir wünschen, dass die Beispiele als Inspiration dienen, eigene Formulierungen zu finden und zu entwickeln, die sich in Ihrem Alltag bewähren und die sich für Sie authentisch anfühlen sollen. So arbeite ich auch in meinem beruflichen Alltag. Es gibt nicht »den« einen Satz,

»die« perfekte Formulierung oder »den perfekten Kommunikationsstil« der für alle Tierärzte gelten kann. Vielmehr gibt es immer einen Stil, der zu einem passt, mit Stärken, die jeder besitzt, auch wenn man sich für kommunikativ unbegabt halten sollte. Dieser Stil ist dann aber authentisch und echt, so wie es im Buch beschrieben ist. Dann wird er seine Wirkung auf die Kunden nicht verfehlen. Ich habe noch nie einem Assistenztierarzt dazu geraten einen Kollegen zu kopieren oder »so zu sein wie«. Es geht immer darum, einen persönlichen Stil zu erarbeiten, der selbstverständlich bestimmte Anregungen gebrauchen kann und bestimmtes vermeiden muss, ganz so wie in diesem Buch beschrieben.

Ein weiteres wichtiges Thema dieses Buches ist die interne Kommunikation im Rahmen der Führungsaufgaben, die nun einmal unvermeidlicher Bestandteil der tierärztlichen Tätigkeit sind. Auch hier sind selbstverständlich alle Kapitel wichtig, aber besonders hervorheben möchte ich die in Kapitel 7.3 beschriebenen Anregungen und Handlungsempfehlungen. Natürlich könnte man diesem Thema ein ganz eigenes Buch widmen, aber wenn Sie diese Anregungen beherzigen, die zum Teil sehr praxisbezogen und mit dem tiermedizinischen Blick geschrieben sind, dann lassen sich viele Fehler in der zugegebenermaßen schwierigen Führungsaufgabe vermeiden.

Zum Schluss möchte ich noch allen Tierärzten für die vielen intensiven Diskussionen danken, die ich mit Ihnen rund um das Thema Kommunikation hatte. Diese Diskussionen haben mich erst befähigt dieses Buch überhaupt schreiben zu können.

Literatur

Birkenbihl VF, Kommunikationstraining. Zwischenmenschliche Beziehungen erfolgreich gestalten. 28. Aufl. Heidelberg: mvg Verlag 2007.

Brennecke D, Münow F. Tierarztbarometer – Patientenbesitzerzufriedenheit und Erfolgsfaktoren in der Kleintiermedizin. Studie zu Patientenzufriedenheit. IVP – Institut für Veterinärökonomie und Praxismanagement. Arbeitstagung der Deutschen Gesellschaft für Kleintiermedizin. Osnabrück. Wissenschaftliches Hauptprogramm, 14. Juni 2009.

Dahlmanns A. Generation Y und Personalmanagement. 1. Aufl. München: Rainer Hampp Verlag 2014.

Duden – Das Fremdwörterbuch, 5. Aufl. Mannheim: Brockhaus, 1990.

Ehmer W, Stadler A. Kommunikation. Medizinische, Zahnmedizinische, tiermedizinische Fachangestellte. 1. Aufl. Troisdorf: Bildungsverlag EINS 2007.

Fournies F. Warum Mitarbeiter nicht tun, was sie tun sollten. 2. Aufl. Wiesbaden: Walhalla Fachverlag 2007.

Gebührenordnung für Tierärzte vom 28. Juli 1999 mit Gebührensätzen nach 2. Verordnung zur Änderung der GOT vom 30. Juni 2008. Bundestierärztekammer. Albrecht: 2008.

Glasl F. Konfliktmanagement. Ein Handbuch für Führungskräfte, Beraterinnen und Berater. 10. überarbeitete Aufl. Bern/Stuttgart: Freies Geistesleben/Haupt 2011.

Goleman D. Emotionale Führung. 5. Aufl. Berlin: Ullstein 2005.

Goleman D. Emotionale Intelligenz. 20. Aufl. München: DTV 2007.

Hillebrand M, Sonuc E, Königswieser R: Essenzen aus der systemischen Organisationsberatung; Konzepte, Kontexte und Kommentare, 1. Aufl. Heidelberg: Carl Auer Verlag 2006.

Hofbauer H. Einstieg in die Führungsrolle. 5. Aufl. München: Carl Hanser Verlag 2014.

Königswieser R. Das Überbringen schlechter Nachrichten. Hernstein Institut für Management und Leadership der Wirtschaftskammer Wien. Hernsteiner: 2/2003: 29.

Laufer H. Grundlagen erfolgreicher Mitarbeiterführung. 9. Aufl. Offenbach: Gabal 2010.

Mager B. Dienstleistung braucht Design, 1. Aufl. Berlin: Luchterhand 1997.

Mager B. Service Design, 1. Aufl. Paderborn: W Fink/UTB 2009.

Mager B. Service Werkstatt, 1. Aufl. Köln: Fachhochschule 2003.

Mehrabian A, Wiener M. Decoding of Inconsistent Communications. In: Journal of Personality and Social Psychology. 6, (1967), Nr. 1, S. 109–114.

Parment A. Die Generation Y. 2. Aufl. Wiesbaden: Springer Gabler 2009.

Rosenberg MB. Gewaltfreie Kommunikation: Eine Sprache des Lebens. 10. Aufl. Paderborn: Junfermann 2012.

Schulz von Thun F, Ruppel F, Stratmann R. Miteinander reden: Kommunikationspsychologie für Führungskräfte. 8. Aufl. Reinbek: Rowohlt Verlag 2008.

Schulz von Thun F. Miteinander reden 1: Störungen und Klärungen. Allgemeine Psychologie der Kommunikation. 48. Aufl. Reinbek: Rowohlt Verlag 2010.

Schulz von Thun F. Miteinander reden 2: Stile, Werte und Persönlichkeitsentwicklung. Differentielle Psychologie der Kommunikation. 32. Aufl. Reinbek: Rowohlt Verlag 2010.

Schulz von Thun F. Miteinander reden 3: Das »innere« Team und situationsgerechte Kommunikation. 23. Aufl. Reinbek: Rowohlt Verlag 2013.

Sprenger RK: Gut aufgestellt – Fußballstrategien für Manager. 1. Aufl. Frankfurt: Campus 2008.

Sprenger RK: Radikal Führen. 1. Auflage. Frankfurt: Campus 2012.

Stock-Homburg R. Personalmangement. 1. Aufl. Wiesbaden: Gabler 2008.

Verordnung über Informationspflichten für Dienstleistungserbringer (Dienstleistungs-Informationspflichten-Verordnung-DL-InfoV). V. v. 12.03.2010 BGBl. I S. 267; Geltung ab 18.05.2010.

Watzlawick P. Menschliche Kommunikation. 12. Aufl. Bern: Hans Huber 2011

Weesels R, Lam T, Jansen J. Communication in Practice – The vet's manual on clienthusiasm, 2. Auflage, Nijmegen NL 2014.

Sachverzeichnis

A

Ablehnung
- Allgemeinuntersuchung 114–115
- stationäre Aufnahme 116
- Umgang 114–117

Abrechnung
- chronisch krankes Tier 73
- Dienstleistungen 12–13, 98

Akzeptanz 52–54
- Aufklärung 109
- Haltercompliance 80

Allgemeinuntersuchung, Ablehnung 114–115

Anamnese 92–96
- Qualität 94
- zeitintensivere, GOT (Gebührenordnung für Tierärzte) 96

Anschauungsmaterial/Anschaulichkeit 57

Aufklärung 99–101
- Ablehnung, Umgang 114–117
- Akzeptanz 109
- Authentizität 101
- chronisch krankes Tier 71
- Diagnostik 93
- Haltercompliance 80
- Kosten 22, 48, 101, 103–106
- medizinische 48
- Risiken, bestehende 100–101
- Standpunkt, eigener 106–111
- Therapie 93
- tierärztliche Leistungen 101–103
- W-Fragen 100–101
- Wiederholungen 108

Aufklärungsgespräch 58, 101–102
- Kosten 103, 110

Ausbildung
- Appellseite 17
- Erwartungen 144–145
- externe 145
- Mitarbeiterführung 150–152
- Verteilungskonflikt 157

Ausreden 39

Authentizität 42–44
- Aufklärung 101
- Mitarbeiterführung 153–154

B

Begrüßung 92–96

Behandlung(saufbau) 92–119
- Abschluss 90
- Durchführung 117–118
- Rückruf der Tierbesitzer 118–119
- Struktur 93
- symptombezogene 107

Behandlungsraum 91–119
- Wahrnehmung 86–87

Bei-sich-Bleiben 51–52
- Kunden, schwierige 122
- Mitarbeiterführung 140
- als Selbstschutz 51
- Zuhören, aktives 46–47

Beschwerden/Beschwerdemanagement 64–69
- Ablauf 65–66
- aktives 67–68
- emotionale Brücke aufbauen 66
- Fehler eingestehen 68–69
- offene 64
- proaktive Vermeidung 64–67
- proaktives Handeln 67–68
- unlösbare 68
- versteckte 67

Besprechungen 163–173
– im Team 163–164
Betriebsklima, Kommunikationsqualität 161
Beziehungskonflikt 156–157
Blutuntersuchung, präoperative, Ablehnung 117
Botschaft, vier Seiten 14–18

C

chronisch krankes Tier 71–73
– Umgang mit Haltern 73
Compliance 80–81

D

Diagnostik, Durchführung 117–118
Dienstleistungen
– Abrechnung 12–13
– Qualität 83
Dienstleistungserbringung
– Ablauf 31
– Erwartung des Gesetzgebers 22
– kostenpflichtige 102
Dienstleistungs-Informationspflichten-Verordnung (DL-InfoV) 22
Dokumentation 96, 127
– Frühbesprechung 167
– Nachlässigkeit 146
Doppelrolle, tierärztliche 9–11, 13, 101–102

E

Einstellung(en) 9–14
– falsche, Kunden, die nicht zahlen können 132
– Komponenten 9
– Kostenkommunikation 104
– Mitarbeiterführung 135–137
– übernommene 13–14
– zum Beruf 11
– zum Thema Geld und Dienstleistung 11

Empathie 41–42, 52
– chronisch krankes Tier 73
– Haltercompliance 80
– Mitarbeiterführung 137–138
– Notfälle 70
– Operation, notwendige 89
– Untersuchung des Tieres 88
Erwartungen 18–24
– formulieren, Mitarbeiterführung 143–145
– gegenüber dem Kunden 33
– des Gesetzgebers zur Dienstleistungserbringung 22
– des Tierhalters 19–21, 23–24, 27
Erwartungshaltungen 33
Ethik, berufliche 10
Euthanasie 73–79
– Akzeptanz 54
– Zeitpunkt, richtiger 75

F

Fallführung 92–119
Formulierungen, positive 60–61, 63
Fragen/Fragetechniken 58–60
– geschlossene 59–60, 94
– Katalog, Praxisverwaltungssoftware 95
– offene 58–60, 94
– W-Fragen 58–59, 100–101
Frühbesprechung 167
Führen/Führung 133–161
– Ausbildung 145, 150–152
– Authentizität 153–154
– Bei-sich-Bleiben 140
– Berechenbarkeit 140–141
– Dos and Don'ts 137
– Du-Sätze 138–139
– Einstellungen 135–137
– Empathie 137–138
– Erwartungen formulieren 143–145
– Feedback 147–148
– Fehler, häufige 154

Sachverzeichnis

- Führungsfunktion 145–146
- Generationenfalle 141–142
- Killerphrasen 138–139
- Klarheit 143
- von Kollegen 152–154
- Kritik 148–150
- Lob 147–148
- mitarbeiterorientierte 133–134, 167
- Nachfragen 147
- Rückhalt 143
- von sich auf andere schließen 142
- Situationen 146–161
- Stil, richtiger 135–146
- Teufelskreismodell 139
- Umgang mit Konflikten 154–161
- Verhältnismäßigkeit 147
- Vertrauen 140–141
- Vorbilder, falsche 135–137
- Vorbildfunktion 145–146
- Vorstellungen, klare 153
- Weiterbildung 145

G

Gespräch(sführung)
- s.a. Mitarbeitergespräche
- Anamnese 86
- Aufbau, strukturierter 55
- Fragen, offene/geschlossene 59
- Körperhaltung 67
- Kommunikation am Telefon 176
- Qualitätswahrnehmung 45
- bei Vielrednern 127–128
- Zuhören, aktives 67

Glaubenssätze 13–14
GOT (Gebührenordnung für Tierärzte), Anamnese 96

H

Halterführung, Struktur 97
Haltung 9–14
- distanzierte 30

- innere 9
- richtige, Mitarbeitergespräche 171–172

K

Killerphrasen 37–39
- Mitarbeiterführung 138–139

Kinder im Behandlungszimmer 125
Klarheit als Kommunikationsstil 54–57
- Füllwörter meiden 55–56
- Konjunktiv 56–57
- mit Begründungen arbeiten 55

Körpersprache 11, 63
Kollegenführung 152–154
- Sandwichposition 152–153

Kommunikation
- Anschauungsmaterial/Anschaulichkeit 57
- Appellseite 17–18
- Beziehungsebene 16–17, 27, 101, 150
- Definition 3
- Eisberg-Modell 4–5
- erfolgreiche 41–81
- Formulierungen 113
- Gefühle, erzeugte 5, 85
- gewaltfreie 134–135
- Klarheit 54–57
- Mehrabian-Regel 6
- nonverbale 3, 6–8, 83–90
- bei Notfällen 26–28, 69–71
- Orientierung am Tierhalter 21
- Qualität(swahrnehmung) 98, 133
- Rhetorik 111–113
- Rückkopplungseffekte 3
- Sachebene 15
- Selbstkundgabeebene 15–16, 101, 150–151
- Sender 18
- Sender-Kreislauf-Modell 4
- Situationen, besondere 64–77

Kommunikation
- situationsgerechte 47–48
- am Telefon 175–179
- verbale 3
- Wiederholungen 50, 118

Kommunikationsfallen 25–39
- Ahnungslosigkeit, vorgetäuschte 38–39
- Ansprache, unfreundliche/unpersönliche 38
- Ausreden 39
- Betriebsblindheit 30, 39
- Bild des Anderen 32–35, 39
- Desinteresse, offensichtliches 37
- Fachchinesisch 29, 39
- Halo-Effekt/Sympathiefehler 32
- Killerphrasen 36–39
- Notfälle, Einschätzung 26–28
- Pauschalierung 30–32, 39
- Rollenerwartungen 33
- Routine contra Ausnahmezustand 26
- Schubladendenken 33–34
- Selbstverständlichkeit 26–30, 39, 89, 118
- Zeitmanagement 25, 36

Kommunikationsquadrat 14–18
komplementärmedizinische Behandlung 17, 47, 63, 116, 157

Konflikte
- aktiv vermeiden 161
- Beziehungskonflikt 156–157
- Entwicklung/Verlauf 157–158
- Eskalation, 9-Stufen-Modell 158–159
- Lösung(sansatz) 159–160
- persönliche 166
- Sachkonflikt 155–156
- Umgang 154–161
- Verteilungskonflikt 158
- Wertekonflikte 157

Konfliktgespräch 159–160, 172

Kongruenz (Übereinstimmung) 62–63

Kontakt(aufnahme) 84–85
- im Behandlungsraum 86–88
- erster, mit dem Tierarzt 85–86

Kosten
- Operation, notwendige 89
- Preisnachlässe 105–106

Kostenaufklärung 22, 48, 101, 103–106
Kostenkommunikation 31, 104
Kostenschätzung 104–105

Kritik
- Mitarbeiterführung 148–150
- Zeit und Ort 149

Kundenbindung 23, 29, 43, 119, 175
Kundenerwartungen 19–21, 23–24, 27
Kundenorientierung, Schwerpunkte 20–21
Kundenreise 83–90

Kunden(typen) 121–132
- ältere Menschen 126–127
- ängstliche 129–130
- Dr. Google 124–125
- das erste Tier 130
- Kinder im Behandlungszimmer 125–126
- die nicht zahlen können 130–132
- Preishopper 123
- schwierige 13, 28, 35, 47, 121–122
- Vielredner 59, 127–128

Kundenzufriedenheit 20

L

Leistungserbringung s. Dienstleistungserbringung
Lob, Mitarbeiterführung 147–148
Lösungen/Lösungswege
- Akzeptanz 54
- anbieten 63–64

Sachverzeichnis

M

Mitarbeiterführung s. Führen/Führung
Mitarbeitergespräche 167–173
- s.a. Gespräch(sführung)
- Durchführung, erfolgreiche, Voraussetzungen 172
- Fragen, mögliche, im Vorfeld 169
- Haltung, richtige 171–172
- Inhalte, mögliche 168
- Ort und Zeitpunkt 170
- Planungscheckliste 168
- Rahmenbedingungen 169
- Thema und Inhalt 170
- Ziel, richtiges 170–171
- Zielvereinbarungen 173

N

Notdienstzuschlag 29, 178
Notfälle 69–71
- Einschätzung 26–28
- Untersuchung 99
Notfalltelefon 177–179

O

Operation, notwendige 89

P

Paraphrasieren 45, 49
- bei älteren Tierhaltern 126–127
- bei ängstlichen Tierhaltern 129
- bei Vielrednern 177
- Kommunikation am Telefon 177
Pauschalurteile 30–32, 39
Preisangaben, erforderliche 22

Q

Qualität(swahrnehmung), Kommunikation 98, 133, 161

R

Reden
- über Geld 12–13, 103–106
- miteinander 3
Rhetorik 111–113
Rollenerwartungen 43
Routineeingriff 52

S

Sachkonflikt 155–156
schlechte Nachrichten, Verarbeitungsstufen 77–79
schwierige Kunden 13, 28, 35, 47, 121–122
Selbstkundgabeebene 15–16, 101, 150–151
Selbstverständlichkeit, Kommunikationsfallen 26–30, 39, 89, 118
Standpunkt, eigener 58
- Aufklärung 106–111
- Verteidigung 108
stationäre Aufnahme, Ablehnung 116

T

Teambesprechungen 163–166
- Lösungen suchen 166
- Nachlese 166
- Protokollant 165
- Regelmäßigkeit 164
- Störungsfreiheit 165
- Vorbereitung 164–165
Telefonkommunikation 175–179
- Gesprächsführung 176
- Notizen 176
- Paraphrasieren 177
- Sprechtempo 177
- Vorbereitungen 175–176
- Zuhören, aktives 175–176
Teufelskreismodell in der Führung 139

Tierarzthelferin 54
- Heimanwendungen, Erklärung
- Notfälle 70
Therapie s. Behandlung(saufbau)
Tierarzt, guter 23
Tierarztbesprechung 166
Tierbesitzer, Erwartungen s. Kundenerwartungen
Tiereuthanasie s. Euthanasie

U

Übertragung 3
Untersuchungen, klinische 97–99
- Ablehnung 114–115
- Befundzusammenfassung 98
- einzelner Organe 97–98

V

Verteilungskonflikt 158
Vorbildfunktion der Führungskraft 145–146

W

Wahrnehmung, selektive 35
Wertekonflikte 157
Wiederholungen 50, 118
- Aufklärung 108
Wortwahl 11–12

Z

Zuhören, aktives 44–47
- Augenkontakt 45–46
- Bei-sich-Bleiben 46, 51–52, 122
- Emotionen verbalisieren 46
- Körpersprache einsetzen 46–47
- Paraphrasieren 45, 49
- Raum geben 45
- Telefonkommunikation 175–176
- verbale/nonverbale Signale 45

Veterinärmedizin bei Schattauer

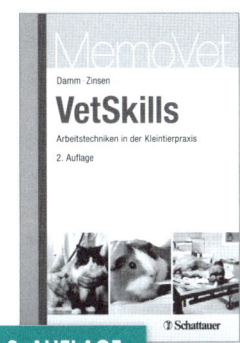

Anja Damm, Dirk Zinsen

VetSkills

Arbeitstechniken in der Kleintierpraxis

Gerade zu Beginn ihrer Tätigkeit werden Tierärzte von den täglich neuen Situationen einer Kleintiersprechstunde oftmals stark gefordert. VetSkills ist hier ein praktischer und zuverlässiger Begleiter in der Kitteltasche. Auch wer wissen möchte, welche Reisekrankheiten es gibt und wie man sie nachweist, welche Narkosemittel zur Verfügung stehen und wie die momentanen Impfempfehlungen aussehen, bekommt mit der erweiterten Neuauflage einen topaktuellen Überblick zum raschen Nachschlagen.

Unbedingt empfehlenswert für alle Berufseinsteiger und -wiedereinsteiger!

Reihe MemoVet
2., überarb. u. erg. Aufl. 2012. 348 Seiten, 136 Abb., 9 Tab., kart.
€ 34,99 (D) / € 36,– (A) | ISBN 978-3-7945-2679-6

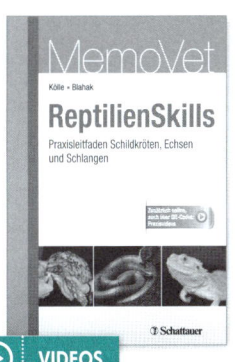

Petra Kölle, Silvia Blahak

ReptilienSkills

Praxisleitfaden Schildkröten, Echsen und Schlangen

Schlangen, Echsen und Schildkröten kommen in der tierärztlichen Praxis immer häufiger vor – dieser Kitteltaschen-Guide vermittelt fundiertes Know-How und die wichtigsten Tipps und Tricks für eine kompetente Reptilienbehandlung.

Von den Grundlagen der Anatomie, Physiologie und Propädeutik über Laboruntersuchungen und bildgebende Diagnostik bis hin zu Krankheiten, Therapie und Notfallversorgung wird das vielseitige Spektrum der Reptilienmedizin abgedeckt. Die Autorinnen, ausgewiesene Reptilienexpertinnen, erklären praxisnah das diagnostische und therapeutische Vorgehen – ausgehend von den häufigsten Leitsymptomen. Eindrückliche Videos demonstrieren zusätzlich zu zahlreichen Abbildungen die wichtigsten Techniken.

Reihe MemoVet | 2015. 334 Seiten, 101 Abb., 31 Tab., kart., zusätzlich online, auch über QR-Codes: Praxisvideos
€ 39,99 (D) / € 41,20 (A) | ISBN 978-3-7945-3101-1

Veterinärmedizin bei Schattauer

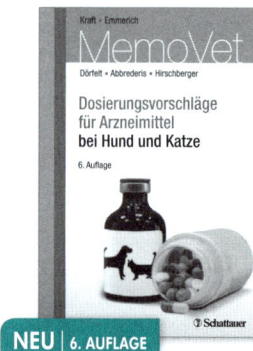

NEU | 6. AUFLAGE

Wilfried Kraft, Ilka U. Emmerich (Hrsg.)
René Dörfelt, Nicole Abbrederis, Johannes Hirschberger

Dosierungsvorschläge
für Arzneimittel bei Hund und Katze

Für viele Kleintierpraxen sind die „Dosierungsvorschläge" mittlerweile zum wertvollen und verlässlichen Begleiter im Praxisalltag geworden.

Dieser Klassiker liegt nun in der 6. aktualisierten und erweiterten Auflage vor. Die Neuauflage enthält ein zusätzliches Kapitel über Impfungen bei Hund und Katze sowie eine separate Übersicht der Augen- und Ohrenpräparate.

Mit der gewohnt übersichtlichen Darstellung der Medikamentenprofile gibt dieses handliche Kitteltaschen-Kompendium rasche Entscheidungshilfe, sowohl für Kleintierpraktiker als auch für Studierende.

Reihe MemoVet | 6., überarb. u. aktual. Aufl. 2015. 399 Seiten, zahlr. tab. Übersichten, kart. mit Ringbindung
€ 34,99 (D) / € 36,– (A) | ISBN 978-3-7945-3047-2

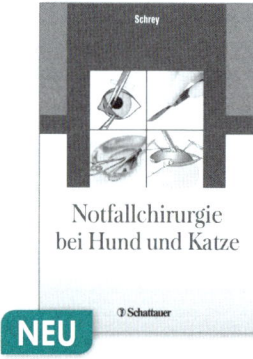

NEU

Christian Ferdinand Schrey

Notfallchirurgie
bei Hund und Katze

Sind Sie bereit für alle Notfälle? Hilfreiche Antworten finden Sie in diesem Bildatlas der Notfallchirurgie: Die anschaulichen Schritt-für-Schritt-Anleitungen ermöglichen insbesondere Anfängern, aber auch Fortgeschrittenen rasche Orientierung bei den wichtigsten Notfall-Operationen in der Kleintierpraxis.

Jede Operation ist prägnant beschrieben und illustriert. Zahlreiche Zeichnungen vermitteln klar und anschaulich die einzelnen Operationsschritte. Die Arbeitstechniken werden leicht verständlich dargestellt und sind auf das Wesentliche beschränkt – ideal für den schnellen Überblick und die effiziente OP-Vorbereitung.

2015. 142 Seiten, 370 Abb., kart. in Ringbuchbindung
€ 69,99 (D) / € 72,– (A) | ISBN 978-3-7945-3049-6

Schattauer www.schattauer.de